Christophe PLASSA

COMPRENDRE ET TRAITER LA MISOPHONIE

2020

ÉDITION BROCHÉ

Copyright © 2020 PLASSA Christophe

Tous droits de reproduction et traduction reservés pour tous pays.

La loi du 11 mars 1957 interdit les copies ou reproductions destinées à une utilisation collective. Toute représentation ou reproduction intégrale ou partielle faite par quelque procédé que ce soit, sans le consentement de l'auteur ou de ses ayants cause, est illicite et constitue une contrefaçon sanctionnée par les articles 425 et suivants du code pénal.

Tous droits réservés.

ISBN : 9798674071075

DÉDICACE

À tous les misophones de France et de Navarre

TABLE DES MATIÈRES

AVANT PROPOS	9
PARTIE 1: COMPRENDRE LA MISOPHONIE	13
Qu'est-ce que la misophonie?	15
Diagnostic différentiel	19
Les déclencheurs	25
Dépersonnaliser les symptômes	31
Un cercle vicieux	32
L'impasse de la terminologie actuelle	35
Comprendre le système nerveux	41
Le système limbique	47
Biologie de l'Évolution	51
Mémoire et apprentissage	55
Amygdale et hippocampe	59
Que voit-on à l'IRM, Dr.Kumar?	63
La misophonie est-elle innée ou acquise?	67
Les travaux de Joseph E.Ledoux	69
La physiopathologie de la misophonie en résumé	73

PARTIE 2: TRAITER LA MISOPHONIE — 77

Préliminaires… — 79

Les strategies d'adaptation — 91

Travailler sur l'environnement extérieur: l'ajout de bruit blanc — 95

Travailler sur l'espace intérieur: l'amélioration du terrain — 97

Stratégie de reprogrammation par l'approche méditative — 99

Mise en pratique de la relaxation musculaire progressive — 103

ANNEXES — 113

Les échelles d'évaluation — 115

AVANT PROPOS

Je m'appelle christophe, fondateur du site www.misophone.fr. Je suis originaire de la région Rhône-Alpes. Je souffre de misophonie depuis l'âge de 7 ans.

Au début, les bruits qui me dérangeaient ne concernaient que mes parents. Puis, au bout de quelques années, cela s'est étendu à mes frères et sœurs. Les sons déclencheurs ont été très violents pour moi, à tel point que j'ai dû faire table à part, lors des repas en famille, mes parents n'ayant trouvé que cette solution, pour m'aménager un semblant de havre de paix.

J'ai suivi plusieurs psychothérapies. Aucune ne m'a aidé. Puis j'ai grandi. En 2014, ma misophonie s'est élargie. Les apéros entre amis qui me laissaient à l'origine indifférents ont commencé à m'indisposer fortement. Chaque chips ou petite carottes d'apéro craquées me faisaient imploser.

Arrive l'année 2015. Je découvre le terme de misophonie sur internet, au hasard d'une recherche. Je creuse un peu, et je m'aperçois que des études ont été menées à ce sujet. Cette découverte est bouleversante pour moi ! Je découvre que je ne suis pas seul, après trente-trois ans d'errance !

La mauvaise nouvelle est que toute la littérature sur le sujet est anglophone, et que les recherches et innovations sont menées aux Etats-Unis. Aucun chercheur français ou thérapeute français digne de ce nom ne s'est encore vraiment attelé à la tâche de manière sérieuse.

Qu'à cela ne tienne, je décide de faire ma propre enquête. Je me lance dans une quête inlassable, de compréhension tout d'abord. Que se passe t-il dans le cerveau du misophone lorsque il est ainsi « déclenché » par ces bruits de mastication, et autres stimuli impactants ? Comment la misophonie fonctionne-t-elle ? Quels sont les processus à l'œuvre ?

Une fois ces informations digérées, tant sur le plan scientifique (clinique du trouble, physiologie du système nerveux et du réflexe, physiopathologie) que sur le plan linguistique (les sources sérieuses et fiables étant exclusivement en anglais), je me penche sur les traitements existants. Infirmier de formation, j'ai pu décoder le jargon médical des chercheurs, et ayant vécu aux Etats-Unis, la barrière de la langue ne m'a pas dérouté.

Je découvre alors que certaines personnes ont réussi à atténuer leur misophonie et certaines même à en guérir ! Mais cela est très patient dépendant. Une méthode existe donc !

Je prends immédiatement contact avec les pontes dans ce domaine, en les contactant par mail. Et à ma grande surprise, ces derniers me répondent !

La première personne que je contacte est le professeur Jastreboff, professeur polonais, immigré aux Etats-Unis, pionnier en la matière, première personne à avoir publié sur le sujet au début des années 2000, en s'appuyant sur une analogie avec les recherches réalisées sur les acouphènes.

Quelques moi plus tard, je découvre le réseau américain « the misophonia institute », qui est un réseau de chercheur américain à l'origine, mais qui s'est étendu pour créer un réseau international. Ce réseau a pour but de centraliser, partager et faire avancer la recherche, et de proposer des traitements.

C'est ainsi que je fais la connaissance de Tom Dozier, de chris Pearson, de Jennifer Brout, qui m'apportent énormément. Je découvre que ces personnes vont plus loin encore dans les études menées, et approfondissent la méthode de Jastreboff, en apportant un autre paradigme.

On compte à l'heure actuelle quatre thérapeutes de pointe, formés à la spécificité du sujet : le premier aux Etats-Unis, le deuxième en Angleterre, le troisième en Allemagne, et le quatrième aux Pays-Bas, mais la personne a malheureusement cessé son activité. Chacun de ces thérapeutes utilisent des méthodes différentes, mais tous se basent sur le modèle directeur de Tom Dozier, qui découle d'une compréhension nouvelle de la physiopathologie de la misophonie.

Je m'inscris alors à la thérapie de Tom Dozier, que je suis actuellement. Je suis encore loin d'être guéri, mais comblé de voir que je fais des premiers progrès, car ma misophonie s'est atténuée !

Fin 2019, je crée le site www.misophone.fr. L'objectif de ce site est de s'attaquer à la misophonie, afin d'éradiquer ce fléau. Je vous tiens ici informé des dernières avancées en matière de recherche, et en matière de traitement. Et je souhaite vous partager mes propres avancées, afin que l'on se libère ensemble de ce trouble.

Je vous propose de faire ceci ensemble, pas à pas, sur le chemin de la guérison.

PARTIE 1 : COMPRENDRE LA MISOPHONIE

QU'EST-CE QUE LA MISOPHONIE ?

Définition

Certains bruits qui paraissent anodins pour les autres vous insupportent ? Bruits de bouche, de mastication, de déglutition, de reniflement, de respiration ? Vous ne supportez pas quand votre collègue de bureau croque dans sa pomme ? Vous avez des envies de meurtre quand quelqu'un s'assoit à côté de vous avec du pop-corn au cinéma ? Le simple fait d'entendre quelqu'un croquer dans une chips vous est intolérable ?

Vous avez des images de boucherie dès que vous entendez ces sons ? Vous voudriez envoyer tous ces gens à l'abattoir, se faire déchiqueter en guise de punition ? Il se pourrait bien que vous souffriez de misophonie.

La misophonie est caractérisée par une réaction émotionnelle extrême à des sons banals ou à des images de la vie quotidienne. Ces sons sont pourtant de basse intensité. En fonction de la sévérité de la misophonie, le sujet peut éprouver des émotions d'irritation, de colère, de haine ou de rage. Cette réaction émotionnelle est « actionnée » par des sons « déclencheurs ».

Ces « déclencheurs » varient en fonction des individus, mais ils tournent bien souvent autour de la sphère ORL. Les plus communs proviennent d'autres personnes humaines et incluent :

-le fait de mâcher

-le fait de se racler la gorge

-le fait de laper (le « slurp » de la soupe par exemple)

-le fait de tapoter avec ses doigts sur une surface ou un clavier

-le cliquetis d'un stylo

-le fait de remuer des pieds (stimuli visuels, marqueurs de la misokinésie en l'occurrence)

Cette liste n'est pas exhaustive.

Bien souvent les sons déclencheurs sont les bruits de bouche, de déglutition, de mastication, de respiration, ainsi que le son de certaines consonnes, comme le « s » ou le « p », et globalement les consonnes gutturales. En phonétique articulatoire, une consonne gutturale (du latin guttur « gorge ») est une consonne dont le point d'articulation se situe dans la gorge ou l'arrière-bouche, et plus exactement vers le voile du palais.

Le déclencheur peut également être visuel : le mouvement des joues d'une personne qui mastique et retourne les aliments dans sa bouche, une personne qui croise les jambes, qui s'enroule les cheveux sur eux-mêmes… On appelle alors cela la misokinésie, et elle est bien souvent associée à la misophonie. Si la misophonie est maladroitement appelée la haine du son, la misokinésie serait la haine du mouvement. La misophonie est donc à la haine du son ce que la misokinésie est à la haine du mouvement.

Le misophone est soumis à une réponse d'aversion immédiate à des sons spécifiques (et parfois à des stimuli visuels dans le cadre de la misokinésie) indépendamment de l'intensité sonore. La notion d'immédiateté est primordiale. Si il s'agit d'une irritation secondaire et donc non immédiate, on ne peut pas parler de misophonie. Le son déclencheur peut être fort comme faible.

Ces sons peuvent provenir d'autres personnes (et non de soi-même), des animaux ou encore d'objets inanimés.

Une réponse physiologique affectant la cognition, les émotions et le comportement

La réaction aux déclencheurs est de trois ordres : cognitive, émotionnelle et comportementale. Le son déclencheur met en place un « effet domino », qui commence par une réponse physiologique qui affecte la cognition, les émotions, et le comportement.

DIAGNOSTIC DIFFÉRENTIEL

Il est important de délimiter le champ de la misophonie, en décrivant ce qu'elle n'est pas, afin de ne pas se tromper de terrain et de diagnostic. Nous aurons donc ici une approche par la négative, qui nous permettra d'éliminer minutieusement les éléments non constitutifs de la misophonie, afin de mieux en appréhender les contours. Nous procédons ici au diagnostic différentiel. Parfois, on retrouvera certains signes présents dans la misophonie et présents également dans d'autres pathologies (l'hyperactivation du système neuro-végétatif retrouvé également dans le stress post traumatique par exemple). Pour autant, il ne faut pas mener de conclusions hâtives. Ce n'est pas parce qu'on observe tel ou tel signe en commun qu'il faut faire un amalgame entre les pathologies. La misophonie constitue un tableau bien précis au niveau physiologique. Les signes et symptômes arrivent selon un déroulé bien spécifique, avec une cohérence de fonctionement propre à la misophonie, dont la physiopathologie est singulière. Cette approche par la négative est importante, car elle permet d'affuter son regard. Et de ne retenir par la suite que ce qui concerne la misophonie, afin en ligne de mire de cibler un traitement efficace.

1. La misophonie est à différencier de la phonophobie.

La phonophobie est la peur d'un son, la panique provoquée par certains bruits spécifiques, par exemple un enfant qui serait effrayé par le son d'une chasse d'eau.

2. La misophonie est à distinguer de l'hyperacousie.

L'hyperacousie se manifeste par une intolérance à certains sons dans leur fréquence et intensité, ces sons étant perçus plus fort qu'ils ne le sont en réalité. Les acouphènes sont alors souvent présents en comorbidité. Il s'agit ici d'une intolérance aux bruits due à un dysfonctionnement du système auditif.

3. La misophonie est à distinguer de la synesthésie.

La synesthésie correspond à un trouble de la perception des sensations, à travers lequel le sujet associe deux ou plusieurs sens à partir d'un seul stimulus.
Parfois la personne peut associer un son à une couleur : on parle alors de synopsie. La personne peut associer une lettre à une position dans l'espace ou une date à une personnalité. Autre exemple : des lettres, des chiffres, pourtant imprimés en noir, entraînent la perception de couleurs.

4. La misophonie est à distinguer de l'hypersensibilité.

Cette dernière étant une sensibilité plus haute que la moyenne sur le plan affectif.

5. La misophonie est à distinguer du trouble obsessionnel compulsif, dit TOC.

Dans la classification du DSM5 (classification psychiatrique), le TOC ne fait plus partie des troubles anxieux. Il est constitué de deux paramètres : d'une part des obsessions, et d'autre part des compulsions. Les symptômes font perdre au moins une heure par jour au patient et il y a un retentissement significatif sur le fonctionnement familial, social et professionnel, pour que le TOC soit caractérisé.

Les obsessions sont des irruptions de pensées, récurrentes et persistantes. Ce sont des pensées intrusives et inappropriées, sources d'inconfort. Le patient tente de réprimer ces obsessions. Il les réprime alors par des compulsions (à savoir des comportements répétitifs, des actes mentaux, accomplis en réponse à une obsession), destinées à neutraliser un sentiment de détresse (stratégie d'adaptation ou dite de « coping »).

Le TOC se traduit par des rituels, par de l'évitement, et par des thématiques à typologie de contamination pour les « laveurs » qui se laveront les mains parfois jusqu'au sang, à typologie de vérification pour les « vérificateurs » qui vérifieront par exemple à maintes reprises qu'ils ont bien fermé leur porte avant de quitter leur domicile, ou à typologie d'ordre et de symétrie pour les sujets marchant sur le trottoir selon un trajet bien précis. Le traitement par les thérapies cognitivo-comportementale est ici indiqué, avec des expositions « in vivo » et en imagination aux conditions qui déclenchent les obsessions.

6. La misophonie est à distinguer du trouble post traumatique.

Le stress post traumatique est l'exposition à un traumatisme au cours duquel le patient ou une autre personne est morte ou a risqué de mourir ou d'être gravement blessé(e). L'exposition peut avoir été directe comme indirecte. Les symptômes perdurent plus d'un mois après la survenue du traumatisme. La sémiologie d'un tel trouble intègre trois grands signes :

-un syndrôme de répétition (réviviscences involontaires ou flash back intrusifs ou répétitifs, cauchemars)

-une conduite d'évitement

-une hyperactivation neurovégétative (hypervigilance à la menace, sursauts, irritabilité, trouble du sommeil, difficulté de concentration).

On traite l'état de stress post traumatique par la psychothérapie, notamment avec les TCC (thérapie cognitivo-comportementale), par des traitements pharmacologiques (les inhibiteurs sélectifs de recapture de la sérotonine) et par la technique de l'EMDR (eye movment desensibilisation and reprocessing), qui permet d'agir sur les structures cérébrales. Certains misophones ont d'ailleurs testé l'EMDR pour agir sur le cerveau, des études sont en cours. Les perspectives de recherche sur le sujet sont encore à l'état de potentiel.

7.La misophonie est à distinguer du trouble du traitement de l'information sensorielle (hyperesthésie, allodynie).

Dans le trouble du traitement de l'information sensorielle, le sujet éprouve de la difficulté à interpréter les stimuli sensoriels, ce qui a pour conséquence de déclencher chez le sujet des troubles de l'humeur et du comportement. La personne est ici submergée par ce qui paraît pour toute autre personne un niveau normal de stimuli sensoriels. C'est l'exemple d'une personne qui éprouve de la souffrance due au poids d'un simple drap sur sa peau dans son lit, ou encore la personne incommodée par une lumière d'une intensité tout à fait normale. Ces sujets peuvent être soit dans l'hypersensibilité sensorielle, soit dans l'hyposensibilité sensorielle. Les sens impactés sont la vision, l'audition, le toucher, l'olfaction, le goût. De plus, les fonctions vestibulaires sont également concernées (la sensation que vous donne le mouvement, par exemple le fait de remuer les bras ou les jambes). Les réactions peuvent être le combat (hypersensibilité sensorielle), la fuite (hypersensibilité sensorielle), ou l'apathie (hyposensibilité sensorielle).

A mon sens, mais cela n'est qu'une hypothèse, il y aurait un lien à faire entre misophonie et trouble du traitement de l'information sensorielle. Des ponts seraient à bâtir entre ces deux troubles, même si ils sont différents. Des études sont à mener sur le sujet. A bon entendeur.

Par ailleurs, la misophonie est à distinguer des autres troubles de l'enfant (TDAH et troubles de l'humeur). Une pensée ici pour les parents d'enfants misophones, qui chercheraient à comprendre le comportement suspect de leur enfant.

8. L'enfant misophone est à distinguer de l'enfant TDAH (trouble de l'attention avec ou sans hyperactivité).

Les caractéristiques de l'enfant TDAH se résument dans la triade :

-déficit d'attention (l'enfant a des difficultés de concentration, il ne termine jamais ce qu'il entreprend, il paraît ne pas écouter)

-hyperactivité motrice (l'enfant s'agite, ne tient pas en place, prend des risques)

-impulsivité (l'enfant n'attend pas son tour, se précipite pour répondre en classe, interrompt souvent les conversations, a du mal à se conformer aux ordres et à organiser son travail). Attention, un enfant turbulent n'est pas forcément TDAH, tout cela est à prendre avec de la mesure !

9. L'enfant misophone est à distinguer de l'enfant présentant des troubles de l'humeur.

La sémiologie de la dépression chez l'enfant est la suivante : comportement agressif, maux somatiques et arrêt du jeu.

L'enfant déprimé ne ressemble donc pas dans tous les cas à un enfant triste. Mais bien souvent, l'enfant est tout le temps dépité, il n'a plus envie de faire des choses amusantes ou de jouer. Il n'a plus d'appétit ou au contraire il mange énormément. Il préfère rester toute la journée au lit, est souvent fatigué ou à court d'énergie. Il pense que tout est de sa faute, se sent inutile et ne se sent pas lui-même. Il a des difficultés d'attention pour les devoirs ou au contraire est sujet à un surinvestissement scolaire. Il peut avoir des problèmes d'estomac, des changements brutaux de poids…

Au terme de ce chapitre, vous devez avoir une vision plus aiguisée de ce qu'est la misophonie, en ayant brossé les contours par la négative, à savoir par ce qu'elle n'est pas.

LES DÉCLENCHEURS

La liste

Tom Dozier a réalisé des enquêtes aux Etats-Unis, dont voici le résultat sous forme de tableau. Ce dernier est tiré de son excellent ouvrage « understanding and overcoming misophonia », uniquement disponible en version anglaise et allemande à ce jour, dont je reproduis ici la traduction.

Liste des déclencheurs auditifs :

Bruits de personnes mangeant - toutes formes de mastication, croquer, claquement de bouche, avaler, parler avec de la nourriture dans la bouche	94%
Sons émis par la fourchette de table sur une assiette, fourchette qui gratte les dents, bruit de cuillère sur un bol, tintement de verres, etc…	63%
Bruits de personnes buvant/sirotant, faisant des « slurp », disant «ah» après un verre, avalant, respirant après un verre, etc…	78%

Autres sons buccaux, se lécher les dents, se lécher les babines, bruit de baisers, se brosser les dents, etc.	76%
Sons associés à la nourriture : ouverture d'un sachet de chips, froissement d'une bouteille d'eau plastique, poser une tasse, etc.	55%
Bruit respiratoire - reniflement, grognement, respiration nasale, respiration régulière, ronflement, sifflement nasal, bâillement, toux, raclement de gorge, hoquet, etc.	82%
Bruits domestiques des personnes- voix / TV / musique / basses à travers les murs, claquement de porte, coupe-ongles, battements de pieds, bruit de tongs, pas lourds, bruit de pas à l'étage, craquement des articulations, grattage, bébé qui pleure, balle qui rebondit, etc.	65%
Bruit de clavier sur les touches, clics de souris, retournement de page, bruit du crayon sur le papier, son de l'imprimante, clic de stylo, tapotement de stylo, tapotement sur le bureau, etc.	54%
Sons déclencheurs vocaux- consonance (S et P en particulier), sons de voyelle (peu communs), bruit de lèvres en parlant, voix sèche, voix graveleuse,	51%

chuchotement, mots spécifiques, sons sourds, plusieurs personnes parlant à la fois, «euh», etc…	
Chanter, fredonner, siffler	48%
Sons d'animaux - chiens / son de la toilette du chat, chien qui lape, aboiements de chiens, chant du coq, gazouillis d'oiseaux, sons de grillons, sons de grenouilles, animaux qui se grattent, gémissements de chiens, etc…	33%
Sons électroniques, sonneries de téléphone, clics, tonalités d'alerte, bips, etc.	28%
Bruits de la maison, de l'équipement - réfrigérateur en marche, sèche-cheveux, rasoirs électriques, horloges à retardement, bruit dans les tuyaux, bruit des tondeuses à gazon, bruit de chasse d'eau des toilettes, etc.	24%
Autres - Équipement agricole, pompes, bip de secours, bruit de la circulation, bip de verrouillage de voiture, claquement de porte de voiture	16%

J'ajouterai à cela le bruit du rongement des ongles. On voit que dans l'immense majorité des cas (94%), il s'agit des bruits autour du manger et de la sphère ORL.

Liste des déclencheurs visuels selon une étude datant de 2015 (étude de Tom Dozier)

Manger la bouche ouverte	78%
jambes ballotantes, se tortiller les pieds	48%
Mouvement des joues lors de la mastication	42%
mouvements répétitifs de la main tels que les pouces qui se tortillent, se toucher le visage, se ronger les ongles, etc.	39%
Mouvement de la main qui pointe, mouvement de la main qui apporte des aliments vers la bouche	24%
se toucher les cheveux	17%
Autres	9%

La colère qui en découle est irrationnelle et met le sujet dans une situation de perte de contrôle. Le passage à l'acte (punition de la cible) est extrêmement rare. Le misophone garde tout à l'intérieur, principalement car il est bien policé par son Surmoi. De plus, il éprouve dans la plupart des cas un sentiment de honte vis- à- vis de ce mécanisme. Il garde donc tout pour lui, ce qui le rend extrêmement crispé. Suite à l'exposition à ces sons déclencheurs, il y a un bouillonnement intérieur, une crise, une véritable implosion, et le sujet reste très tendu, pendant plusieurs minutes après l'exposition. La réitération à l'exposition durant tout le repas fragilise de plus en plus le sujet et le rend de plus en plus irritable. Des pensées ruminantes reviennent en boucle parfois plusieurs heures après l'exposition aux sons, dans les cas les plus extrêmes.

Le déclencheur peut être d'origine sonore (le plus souvent), mais également visuel (mouvement de balancier, visuel répétitif). Par exemple, votre compagne se mordille la lèvre déclenchant un petit mouvement de rictus sur la joue, ou par exemple votre collègue de bureau fait toujours le même mouvement de balancier avec son tibia lorsque il est assis sur sa chaise. Le déclencheur visuel est plus rare. Il peut venir s'associer à un son, ou venir compléter la panoplie du handicap caractérisé par l'aversion sonore.

Petite particularité : le misophone est généralement moins dérangé si le bruit provient d'un enfant en bas âge ainsi que d'un enfant, même si ce n'est pas une règle universelle. Dès que l'émetteur arrive à la pré-adolescence, le son commence dèjà à déranger le misophone.

La colère qui en découle est involontaire. Elle arrive comme un réflexe. L'émotion négative est immédiate, spontanée. C'est ce qui caractérise la misophonie. Il ne s'agit pas d'un simple agacement qui provient de la répétition d'un son et qui arrive petit à petit. La réaction est indubitablement immédiate.

L'émotion ressentie est principalement la colère, pour ne pas dire de la rage, car le mot colère est trop faible. Toutefois, il arrive que le sujet puisse éprouver de l'anxiété, de la tristesse, ou du dégoût.

Tom Dozier montre dans ses recherches qu'il y a une réaction musculaire, une tension musculaire spontanée, de l'ordre du réflexe conditionné. Cette tension musculaire arrive dans le millième de seconde, elle n'est pas consciente. Ce réflexe musculaire va entrainer alors à son tour une émotion négative. Le sujet est dans une situation de fuite ou de combat.

Le modèle proposé par Tom Dozier a rendu possible un traitement spécifique, la *relaxation musculaire progressive*. Nous en parlons dans la deuxième partie du livre.

DÉPERSONNALISER LES SYMPTÔMES

La prise de recul par la dépersonnalisation des symptômes

Il est important pour le misophone d'expliquer à son entourage ce qu'il se passe, pour se faire comprendre des autres. Plus on arrive à expliquer la physiopathologie de la misophonie à ses proches qui vivent cela au quotidien, moins le proche prendra mal le fait qu'on doive s'éloigner du bruit émis par lui, et plus le trouble sera considéré de manière objective et impersonnelle. Le problème ne réside pas dans votre proche ou dans autrui, la difficulté provient du traitement de l'information sensorielle réalisé par votre système nerveux et par la voie qu'il emprunte.

Non, tout cela n'est pas personnel ! Ne pas personnaliser le « son déclencheur » évite de diaboliser son entourage. Il est en effet vexant pour son partenaire ou son collègue de bureau de vous voir vous éloigner. Rendre le trouble impersonnel, ne pas le personnaliser est un moyen de garder des bonnes relations dans son foyer familial et dans la sphère publique.

UN CERCLE VICIEUX

État de veille permanente et trouble du sommeil

Dans les cas de misophonie de forte intensité, l'anticipation permanente conduit à un état de veille continue (même la nuit, le cerveau est en alerte, inconsciemment, façon cow-boy ne dormant que d'un œil, avec un colt caché sous l'oreiller). Le système nerveux se met en mode « orthosympathique » de manière durable. Cela empêche le repos. Un phénomène d'usure due à la chronicité apparaît, avec des retentissements psychologiques importants. Les conséquences sont évidentes sur le sommeil.

Plus le sujet est dans l'anticipation, plus il est tendu quand le son déclencheur arrive. En même temps, l'anticipation permet de se protéger. En effet, quand le misophone voit un mouvement suspect (un individu portant un biscuit à la bouche par exemple), il peut tourner les talons ou encore se boucher les oreilles si il a anticipé. Vous conviendrez qu'il n'y a rien de pire que de se faire surprendre par un son qui vous déclenche sans prévenir, surtout la nuit, si votre conjoint(e) boit un verre d'eau alors que vous dormez à côté. Le bruit suspect vous tire de votre sommeil. La colère est alors à son comble.

Le problème est paradoxal. D'un côté l'anticipation permanente est source d'usure, car elle vous force à un état de veille continue. Mais de l'autre côté cet état de veille vous protège, car vous permet de mettre en place des stratégies adaptatives de gestion, dites stratégies de « coping », comme faire du bruit avec un emballage alimentaire ou du papier aluminium pendant le repas, ou faire du bruit avec ses couverts à table, pour masquer le son.

Une fois que le son déclencheur a été émis, si vous vous trouvez dans une phase de fatigue due à une usure chronique liée d'une part à votre trouble et d'autre part au stress quotidien qui se surajoute, le son peut tourner en boucle dans votre cerveau pendant très longtemps, parfois plusieurs jours. Vous adoptez alors bien souvent une stratégie d'imitation du son ou une stratégie d'extrême acupression des zones musculaires contractées suite à la réponse physiologique, acupression pouvant aller jusqu'à la douleur. La douleur physique ressentie sur un point de pression extrême vient contrebalancer la douleur psychique, donnant ainsi une impression de soulagement.

Certaines personnes s'apaisent en dormant à même le sol, pour être en contact avec la terre ferme (réflexe animal du besoin de sécurité).

Le misophone peut dormir avec une couverture lestée, un oreiller sur la tête (sorte de rempart de protection), complétant sa méthode en se couvrant les oreilles avec les mains.

L'effet indésirable d'une telle pratique est bien souvent le réveil nocturne du aux fourmillements ressentis dans les mains. En effet, sur la longueur, le poids de la tête sur les mains et la courbure des membres supérieurs arc-boutés sur les oreilles font que le sang circule moins bien. Cela crée au cours de la nuit une paresthésie, un engourdissement des membres.

Le misophone peut avoir l'impression d'être dans un mauvais rêve. Quand l'organisme parvient à se reposer quelques jours après, il arrive à sortir du mode « orthosympathique ». C'est la fin du long cauchemar. Le sujet a l'impression de se dégager d'une torpeur sourde. Les heures passées à ruminer ont presque quelque chose d'irréel, de l'ordre du rêve éveillé, comme si la vision avait été brouillée quelque temps et que l'on revient à la lumière après un orage ténébreux. Le stress s'évacuant, on revient à la vie, jusqu'au déclenchement suivant.

Cas de la crise intense

Lors de la crise intense, le misophone voudrait s'arracher les tympans pour ne plus entendre, mais cela est difficilement réalisable.

Il est comme piégé à l'intérieur de lui-même, avec une volonté de sortir de lui-même. Mais cela est par nature impossible. Pour des raisons de décence sociale, il explose rarement. Il est donc condamné à imploser.

De brusques spasmes peuvent traverser son corps, dans la mesure où il retient son agressivité. La tête peut se redresser vivement, avec des secousses latérales projetées sur le corps. Le buste peut également se crisper et les orteils se mettre soudainement en extension.

C'est ce qu'il se passe lorsque le sujet ne projette pas son agressivité sur l'extérieur. Si il vient à l'exprimer, il peut taper sur des objets inanimés. Le misophone ne tape pas sur des personnes, car il se contient toujours et est conscient de l'irrationalité de son comportement.

L'IMPASSE DE LA TERMINOLOGIE ACTUELLE

Une mauvaise terminologie

Le terme de misophonie est inadapté. Etymologiquement, miso vient du grec et signifie « haine ». Phonia signifie son. En bonne traduction littérale : la haine du son. Cela revient à nommer incorrectement la réalité du trouble. Nous allons tenter ici de redéfinir la notion. Nommer le trouble de manière appropriée, c'est déjà donner la chance à une description plus correcte et plus compréhensible pour une personne extérieure à la misophonie. Bref, appelons un chat un chat.

La recherche sur la misophonie est encore au stade infantile, ce qui laisse la place au potentiel de grandes avancées futures. Il reste tant à faire et à découvrir ! Les sources sérieuses à ce sujet sont malheureusement exclusivement anglophones, comme beaucoup de sujet en recherche. La France n'est pas en pointe sur ces domaines. Fuite des cerveaux oblige. Même si des scientifiques français s'intéressaient à la question, les études épidémiologiques ne sont encore qu'estimatives, car on connaît mal l'incidence et la prévalence de ce trouble. Il serait donc difficile pour les scientifiques d'être soutenu par des subventions qui permettraient une recherche, ou alors il faudrait que ces chercheurs soient économiquement indépendants. Quand bien même ils seraient amenés à publier un article, ce n'est pas la langue de Molière qu'ils utiliseraient, mais celle de Shakespeare, langue commune incontournable en terme de publication scientifique.

La misophonie n'est pas en réalité une « haine du son » ou une « aversion pour le bruit ». Le terme porte à confusion. Elle est avant tout un trouble neurologique. Les américains évoquent la misophonie comme étant un trouble, non une maladie.

Le professeur Jastreboff propose initialement le terme de DST pour « decreased sound tolerance », trouble de la diminution de la tolérance aux sons. Mais ce terme est très large et inclut des pathologies auditives différentes, pouvant décrire tout aussi bien la misophonie que l'hyperacousie.

Puis, au fil de ses recherches, Jastreboff propose un autre nom : il baptise ce trouble le syndrome 4 « s » pour « selective sound sensitivity syndrome », à savoir un syndrome de sensibilité sélective aux sons, ce qui est un nom déjà plus pertinent, qui décrit déjà mieux la réalité du trouble.

Tom Dozier propose le terme de CARD pour « conditioned aversive reflex disorder », soit trouble du réflexe d'aversion conditionné. Ce nouveau baptême, même si il marque moins les esprits, et qu'il est difficile à retenir, a le mérite d'être encore plus approprié sur le plan descriptif, car il se focalise sur la dimension du réflexe, et donc du conditionnement. Il inclut à la fois la réponse émotionnelle conditionnée et la réponse physique. En effet, la grande avancée de Tom Dozier est d'englober dans son schéma de description de la physiopathologie la notion de réponse physique, qui intervient avant la réponse émotionnelle. C'est d'ailleurs la grande différence sur le sujet qui le distingue du professeur Jastreboff.

Misophonie et psychiatrie : la volonté de classification

Un petit mot sur les classifications : depuis Aristote, nous avons pris l'habitude d'organiser la logique humaine selon deux concepts de base : le syllogisme et la catégorie. Je ne développerai pas le syllogisme, ce n'est pas ici le sujet. Mais considérons la notion de « catégorie ». La catégorie fait partie de notre base logique, de notre logiciel de compréhension du monde. On parle de science des catégories, ou de science des classifications. C'est à la fois très réducteur, mais aussi très pratique, car c'est un outil de compréhension pour avancer dans la recherche.

Il existe de nombreuses classifications en psychiatrie. Nous nous bornerons à citer les deux classifications les plus connues :

-la CIM-10 : la classification internationale des maladies, qui est une classification française

-le DSM-5 : le manuel diagnostic et statistique des troubles mentaux, classification américaine, de loin celle qui prévaut actuellement.

Certains psychiatres aimeraient classer la misophonie comme étant un trouble psychiatrique à part, car il se trouve qu'ils ont étudié un panel de patient misophones ayant des comorbidités psychiatriques. Cependant, ces psychiatres n'ont pas tenu compte de leur biais : ils ont réalisé leur étude uniquement sur un public de patients psychiatriques, dont certains s'avéraient être également misophones. Toutefois, il semble n'y avoir aucun lien de cause à effet entre pathologie psychiatrique et misophonie. Les conséquences de ce trouble neurologique conditionné peuvent en revanche avoir un fort impact sur le plan psychosocial. La misophonie est porteuse d'un retentissement psychologique important, tout en étant déterminée par une étiologie neurologique, sans être strictement génétique (car elle nécessite un apprentissage passant par l'expérience).

La misophonie peut affecter la santé mentale, mais elle ne fait pas partie du champ de la psychiatrie. Ne nous trompons pas de terrain ! Même si une personne plutôt anxieuse et irritable a plus de chance d'exprimer la misophonie, les personnalités des misophones ne sont pas stéréotypées et peuvent être multiples, à savoir de tout bord, dans la sphère du normal comme dans celle du pathologique (si tant est qu'on puisse établir des frontières clairement définies entre le normal et le pathologique).

Un peu d'épistémologie : notion d'évolution dans le champ de la psychologie en général et de la psychiatrie en particulier

Le nom même de misophonie est amené à changer, tant cette maladie n'a pas été encore bien circonscrite. On est ici dans une problématique de classification.

Pour la petite parenthèse analogique, je vous propose d'examiner ce qu'il s'est passé à l'époque avec la dénomination du trouble de conversion (anciennement appelé hystérie). La misophonie n'a absolument rien à voir avec le trouble de conversion. Mais l'exemple est ici donné pour que vous puissiez comprendre l'évolution des mentalités et des paradigmes concernant les troubles dans le champ de la psychiatrie. L'évolution des mentalités sur l'hystérie est le meilleur parallèle qu'on puisse faire pour comprendre l'évolution des représentations que l'on se fait d'une maladie au cours du temps.

L'hystérie est connue depuis bien longtemps. Selon les premières recherches de Freud, l'hystérie serait la réponse corporelle à un traumatisme sexuel subi pendant l'enfance. Ici, un événement réel serait la cause d'un traumatisme psychique. Freud parlait alors de la théorie de la séduction, théorie qu'il abandonne par la suite.

Freud lance la notion de trouble de conversion, terme empruntée à la thermodynamique, pour décrire la transformation d'une énergie psychique en énergie physique. Alors que l'on pensait que l'hystérie était exclusivement féminine <étymologiquement hystérie vient de « utérus »>, Freud montre que certains hommes peuvent être également touchés, même si c'est moins fréquent.

Aujourd'hui, la notion d'hystérie a disparu des classifications du DSM et de la CIM, pour être rebaptisé trouble de conversion, puis plus récemment encore rebaptisé trouble neurologique fonctionnel. En effet, on retrouve dans ce que l'on nommait classiquement l'hystérie puis trouble de conversion des symptômes d'allure neurologique. Cela est révélateur de l'évolution de la vision moins « freudienne » et plus « neuro-sciences » de la psychiatrie actuelle.

On retrouve dans le trouble neurologique fonctionnelle (hystérie) la triade :

-signes moteurs (dystonie, tremblement, aphonie, diplopie)

-signes sensitif/sensoriel (diminution de la sensibilité, cécité, surdité, hallucinations)

-signe de malaise ou de convulsion (mouvements anormaux, crise non épileptique psychogène).

Mais revenons à nos moutons. Cet exemple sur l'hystérie me permet de décrire l'évolution des mentalités au fil des découvertes, ainsi que les changements de terminologie en fonction des avancées de la recherche et des représentations de l'époque sur tel ou tel sujet. Nous sommes aujourd'hui en 2020 et je gage que la misophonie subira le même sort dans 10 ou 20 ans. On le voit déjà avec le terme de « CARD » apporté par Tom Dozier. C'est important de le noter, car l'étymologie même de la misophonie porte à confusion.

COMPRENDRE LE SYSTÈME NERVEUX

Avertissement

Les propos suivants traitant du système nerveux s'inscrivent dans un cadre plus large que celui de la misophonie. Néanmoins, seule une bonne compréhension du fonctionnement du système nerveux donne les clés de compréhension de la physiopathologie. Les lignes qui suivent sont un peu théoriques. Elles intéresseront les personnes souhaitant comprendre l'envers du décor. Elles permettent de déchiffrer les articles scientifiques sur le sujet. Pour ceux et celles qui souhaitent traiter le sujet de manière plus pragmatique, la deuxième partie du livre, plus « terre à terre », est consacrée aux méthodes de traitement.

Pré requis théorique : l'organisation schématique du système nerveux

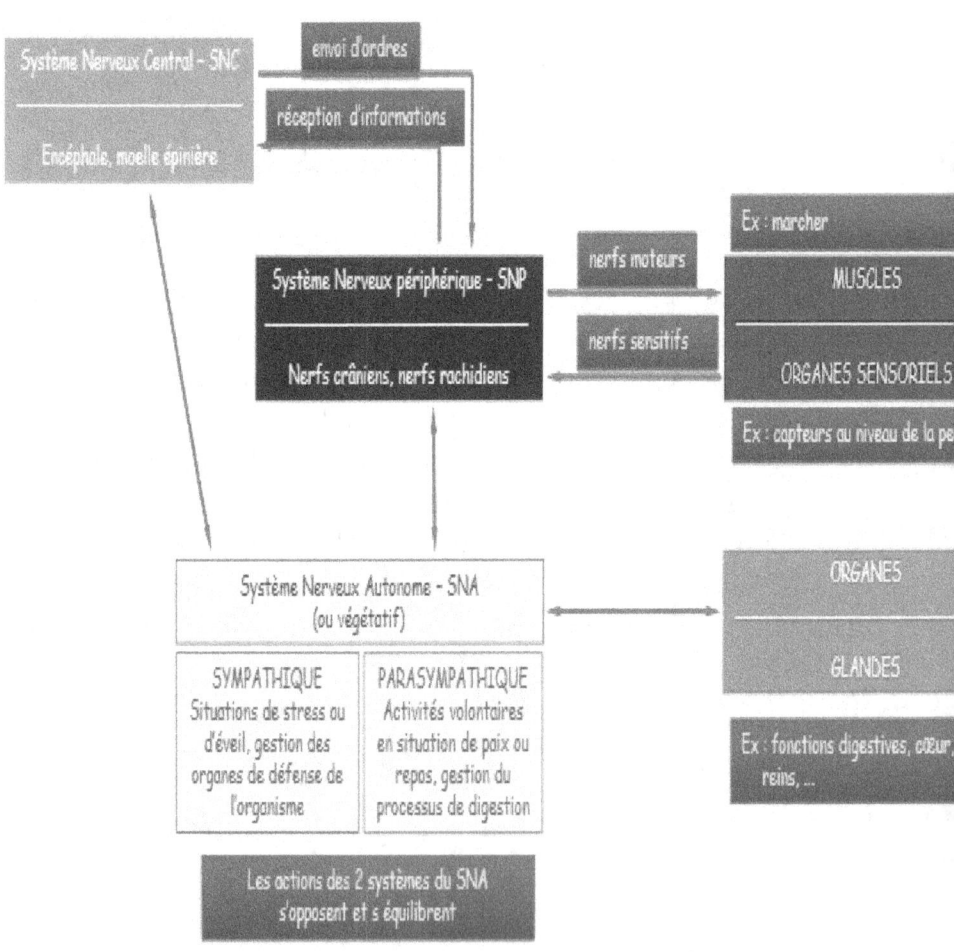

Le système nerveux est responsable de la conduction, de la transmission et du traitement des informations. Il est couramment divisé en deux systèmes : le système nerveux central (SNC) et le système nerveux périphérique (SNP).

Le système nerveux central est constitué de l'encéphale (cerveau, tronc cérébral et cervelet) et de la moelle épinière.

Schéma de l'encéphale :

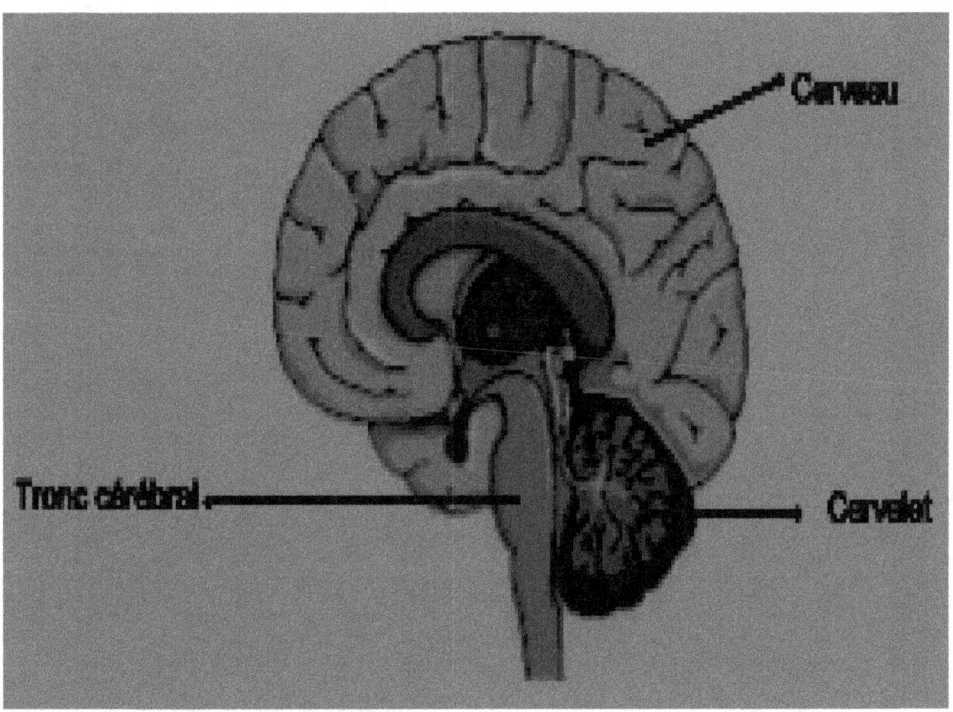

Le système nerveux périphérique est constitué de ganglions et de nerfs périphériques (12 paires crâniennes et 31 paires de nerfs rachidiens). Il est responsable de la transmission des informations produites par l'encéphale et la moelle épinière au reste de l'organisme. Le système nerveux périphérique se divise en système nerveux somatique, système nerveux autonome et système nerveux entérique. (cf schéma ci-après)

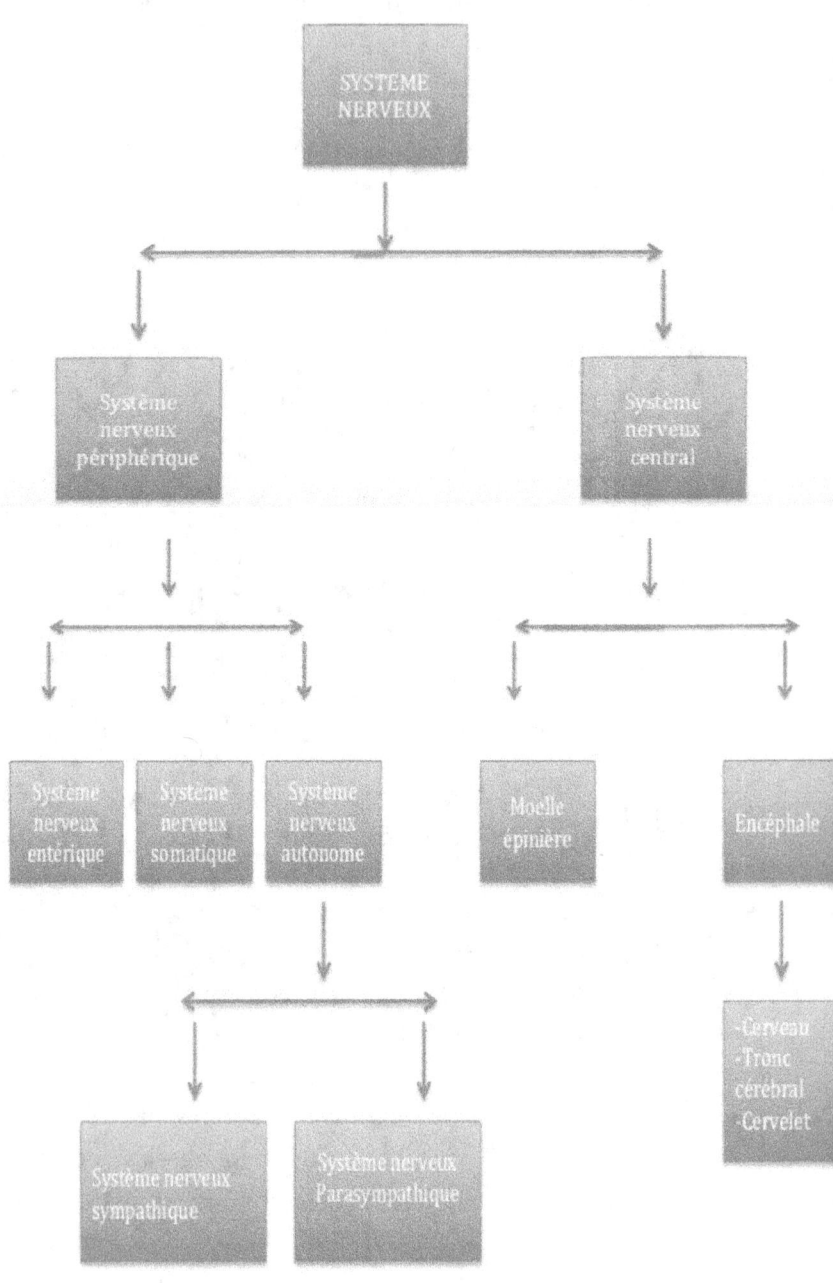

Le système nerveux somatique se compose de neurones sensitifs, qui transmettent les potentiels d'action des récepteurs somatiques et des organes des sens jusqu'au système nerveux central, et de neurones moteurs somatiques, qui s'étendent du système nerveux central jusqu'aux muscles squelettiques.

Le système nerveux autonome se compose de neurones sensitifs autonomes, qui prennent naissance principalement dans les viscères, et de neurones moteurs des parties sympathiques et parasympathiques, qui transmettent les potentiels d'action du système nerveux central jusqu'aux muscles lisses, au muscle cardiaque et aux glandes.

Les trois fonctions fondamentales du système nerveux sont la détection des stimuli (fonction sensorielle), l'analyse, le traitement et le stockage de l'information sensorielle (fonction intégrative) ainsi que la réponse motrice à apporter aux décisions (fonction motrice).

LE SYSTÈME LIMBIQUE

Le système limbique fait partie du système nerveux. C'est un terme revenant souvent dans les articles scientifiques au sujet de la misophonie. La terminologie se doit donc d'être débroussaillée. Pour cela, nous empruntons les propos de Tortora et Derrickson, tirés du *manuel d'anatomie et de physiologie humaine* : « le système limbique est une interface anatomique et fonctionnelle entre la vie cognitive et la vie végétative. Il est composé de structures disposées en cercle autour de la partie supérieur du tronc cérébral et du corps calleux, sur le bord interne du cerveau et sur le plancher du diencéphale. Il intervient dans les processus liés à la mémoire et dans les comportements émotionnels, telle l'expression de la douleur, du plaisir, de la docilité, de l'affection et de la colère. »

Les stimuli auditifs du misophone sont interprétés par le cerveau comme étant dangereux ou menaçants. En tant que tel, le cerveau réagit comme si il était réellement en danger. Lorsque nous sommes en danger, notre système de fuite/combat est déclenché. Quand cela se produit, notre système autonome (système nerveux involontaire) est activé.

A partir du moment où notre système nerveux involontaire est excité, des changements physiologiques et hormonaux se produisent (le sang est redistribué dans tout notre corps, la fréquence cardiaque augmente, etc.) pour nous permettre de «fuir» le danger apparent ou de «combattre» si nous le devons.

C'est un système que tous les mammifères possèdent et qui a été conservé par l'Évolution. Suite à l'activation du système fuite/combat, notre réaction première est de nous éloigner des stimuli (sonores ou visuels) offensants. Notre réaction est accompagnée d'un sentiment de rage.

Le système limbique est impliqué dès lors que nous éprouvons des émotions. Il joue également un rôle dans les processus liés à la mémoire. Ce système ne s'occupe pas des pensées rationnelles. Son déclenchement est de l'ordre du réflexe. Il s'agit de la partie action/réaction de notre cerveau. Sa fonction est de réagir.

L'Évolution allant généralement dans le sens du fonctionnel, ce système est justement prévu à notre avantage, pour pouvoir réagir en cas de danger. Il nous permet de nous échapper lors de menaces mortelles, par exemple lorsque on manque de se faire renverser par une voiture sur la voie publique. Nous avons alors automatiquement une réaction instinctive de fuite, et le danger de la circulation reste gravé dans notre mémoire. L'émotion sera ici couplée avec la mémoire lors de notre prochaine expérience routière. Nous prenons ainsi la décision adéquate à notre survie, grâce au système limbique.

Le souci du misophone est qu'il perçoit des sons anodins qu'il assimile à des dangers. L'association est inadéquate. Le sujet a beau réaliser que tout cela est irrationnel, il n'y peut rien, tout cela se passe à un niveau non conscient, ou plutôt à un niveau autonome de son système nerveux, sur lequel il n'a pas la main. Le système limbique ne fait que remplir sa fonction, il réalise ce pour quoi il a été conçu. Le sujet ne maîtrise pas ce processus automatique, qui relève de l'ordre du réflexe. L'organisme du misophone reçoit des signaux qui lui indique que le son est une menace réelle pour sa vie. Or, il ne peut pas lutter contre ce système nerveux autonome, qui est programmé pour réagir. Pas d'alternative possible : ce sera la fuite ou le combat. Sensation paradoxale d'éprouver de la rage pour un proche ou une personne lambda, alors même qu'on est conscient de l'irrationalité totale de cet élan.

Une mauvaise association a été conçue à la base, entre une perception d'un son normalement anodin couplé à un danger ou à une menace. Ce couple mémoire/émotion est alors encodé et devient peu à peu un réflexe. Des changements hormonaux s'opèrent dans l'organisme à chaque exposition au stimulus (production de noradrénaline et de cortisol). Le sujet ressent de la colère, de la rage. Il est mis en situation de fuir ou de combatttre, alors même qu'il n'y a rien à fuir ni à combattre.

L'enjeu se situe donc de trouver un moyen de signifier à son corps que les sons perçus ne sont pas dangereux. Il convient de s'atteler à une reprogrammation neuronale.

Lorsque le cerveau reçoit une information sensorielle via les nerfs auditifs afférents, il se réfère immédiatement à son stock de souvenirs pour déterminer si un danger est présent. Dans des conditions idéales, le système limbique est réglé correctement pour identifier avec précision les menaces. Cependant, si le système est mal calibré, il peut identifier des menaces qui ne sont pas vraiment dangereuses, comme les bruits de mastication. Puisque le système limbique fait référence aux souvenirs, sa réaction dépend de ce qu'il trouve dans son stock de mémoire. Si un son particulier a été corrélé à un danger, il réagit en conséquence.

Le cerveau associe mémoire sensorielle (images, sons, odeurs) et émotions pour pouvoir fonctionner rapidement. Dans une problématique de survie de l'espèce, nous avons besoin que le système fonctionne rapidement, par raccourci. C'est pourquoi le cerveau travaille en association avec les sens. Ce fonctionnement est important pour notre sécurité. Si nous devions passer systématiquement par le néocortex, en expliquant tout de manière sémantique, nous n'aurions plus cet instinct, ce réflexe spontané. Du moins il serait moins efficient. En associant l'apport sensoriel à l'émotion, vous avez un système très performant de rappel du souvenir. Vous entendez le crissement des pneus d'une voiture qui fonce sur vous : c'est bien la mémoire du son associée à l'émotion qui instinctivement vous poussera à vous jeter sur le bas côté.

Lors du déclenchement misophonique, l'irritation, la colère et la rage que nous ressentons face à ces sons nocifs se manifestent dans le cadre de la réaction physiologique de fuite/combat.

BIOLOGIE DE L'ÉVOLUTION

Biologie de l'évolution et théorie polyvagale (Stephen Porges)

La physiologie humaine s'est développée tout au long de l'Évolution. Nous sommes passés de l'état de bactéries, à l'état de poisson, puis de reptile, et enfin à l'état de mammifères. Au cours de cette évolution, notre système nerveux a gardé des traces de ces différents stades.

Le système sympathique est un stigmate hérité du stade évolutif du poisson, système qui lui permet des accélérations fulgurantes pour fuir les prédateurs.

Le système parasympathique est hérité du stade évolutif du reptile, ce qui lui permit de prendre une position figée (dans sa voie vagale dorsale) lorsque il était en danger extrême.

Le système parasympathique (dans sa voie vagale ventrale) permet également la relaxation, le repos, la digestion, le lien social, lorsque le sujet est dans un état de paix et d'absence de danger. Cette voie est typique des mammifères, qui sont des animaux grégaires, ayant la nécessité d'avoir du lien social.

En tant que mammifères, nous cumulons les trois modes de fonctionnement suivants, correspondant à trois circuits différents au niveau du système nerveux :

-dans un environnement sûr : le système parasympathique

prédomine, avec notamment la voie vagale ventrale, qui s'occupe de la sensation de sécurité, qui facilite le lien social, les activités cognitives, le repos, la digestion. Lorsque on se sent à l'aise et en lien, c'est le système parasympathique qui dirige ;

-dans un environnement dangereux ou avec des signaux potentiellement menaçants : le système sympathique prédomine, ce qui nous permet de passer à l'action. Il s'agit de fuir ou combattre ;

-dans un environnement où notre vie est menacée (cas extrême) : le système parasympathique prédomine dans sa voie vagale dorsale, qui s'enclenche dans les traumatismes très violents : cette voie répond à ces signaux extrêmes par l'effondrement de notre système. On fait alors « le mort », comme notre ancêtre le reptile. En situation de stress dépassé ou d'atteinte psychique ou corporelle trop violente (viol, attentat), certaines personnes restent figées (état protectif d'enfermement, le corps ne répond plus).

Il est important d'analyser ces trois types de réactions possibles, qui sont orchestrées par notre système nerveux, via ses deux branches (sympathique et parasympathique), pour comprendre dans quel circuit neuronal nos informations transitent lors du déclenchement des sons misophoniques. Les neurotransmetteurs (agents chimiques de transmission d'informations libérés par les neurones après une stimulation électrique permettant l'activation de telle ou telle fonction) seront différents selon que l'on emprunte la voie sympathique ou parasympathique.

Activation notamment d'adrénaline (récepteurs adrénergiques) pour le système sympathique, et d'acétylcholine (récepteurs cholinergiques) pour le système parasympathique. Les deux systèmes ont un effet contraire ou antagoniste. En réalité, ils se complètent, afin de s'adapter au milieu, et de conserver l'homéostasie (équilibre intérieur) de l'organisme.

Cette description est très grossière et manque de nuances et de précisions, mais l'objectif est de donner un schéma vulgarisé pour avoir une image simple du fonctionnement neurologique qui est extrêmement complexe.

Tout comme l'intéroception caractérise le processus de détection interne du corps, la neuroception (terme conceptualisé par Stephen Porges) caractérise le processus de détection inconsciente de l'organisme du caractère sûr ou menaçant de l'environnement.

La théorie controversée du cerveau triunique :

Selon cette théorie, notre cerveau aurait trois couches successives qui se seraient formées au cours de l'Évolution:

-un cerveau reptilien, apparu en premier

-un cerveau paléomammalien (apparenté au cerveau limbique)

-un cerveau néomammalien (apparenté au néocortex), apparu en dernier

Le professeur Jerry Alan Johnson, dans le premier volume de son traité de Qi Gong médical précise que « ces trois aspects du cerveau (reptilien, mammalien et néocortex) sont perçus comme étant biologiquement distincts, à la fois au niveau chimique et structurel. Les plus anciennes formations (cerveau reptilien et limbique, ndlr) du cerveau sont responsables du système nerveux autonome, tandis que le néocortex (le plus récemment évolué) est chargé de la pensée et du mouvement volontaire. »

La théorie du cerveau triunique repose sur l'hypothèse d'une évolution du cerveau humain en plusieurs phases, qui correspondrait à l'apparition sur terre des différentes classes phylogénétiques d'animaux. Cette évolution serait comparable aux couches successives de l'écorce d'un arbre.

Ainsi, notre cerveau serait divisé en trois couches : une couche reptilienne, appelé le cerveau primaire ou primitif ou encore cerveau archaïque, hérité de nos ancêtres les reptiles. Une couche limbique, centre des émotions. Et une couche du néocortex, siège de la pensée, couche située anatomiquement en périphérie.

La misophonie serait donc ici associée aux cerveaux reptilien et limbique. Pour autant, cet outil théorique de représentation du cerveau par trois couches structurelles formées successivement pourrait bien être obsolète. Il ne convient donc peut être pas d'expliquer comme cela l'anatomophysiologie du cerveau, mais il est important de comprendre cette théorie, car on entend souvent parler de « cerveau reptilien », sans vraiment savoir d'où ce terme provient.

Des fonctions gérées en réseau

Le système cérébral propose des fonctions gérées en réseau. Quand par exemple trois zones particulières en même temps s'activent, une fonction particulière émerge, grâce au réseau connecté de ces trois régions du cerveau.

Ainsi, les fonctions cérébrales ne sont pas strictement localisées. Plusieurs localités du cerveau peuvent s'associer pour permettre de faire émerger une fonction. Souvent, plusieurs zones cérébrales sont impliquées pour la même fonction. Par exemple, tel lobe du cerveau, en association avec un autre lobe, est responsable du mouvement. C'est d'ailleurs pour cela qu'il est assez difficile de se repérer au niveau de la physiologie cérébrale. Cela rend les choses complexes.

Le corps humain n'a rien de bon ou mauvais, il y a meilleur ou pire, mais tout possède une fonction. Même l'anxiété a une fonction, dans le sens où elle oriente notre comportement vers un but, dès lors qu'elle n'est pas pathologique.

MÉMOIRE ET APPRENTISSAGE

Tortora et Derrickson

Que nous apprend le *manuel d'anatomie et de physiologie humaine* de Tortora/Derrickson au sujet de l'apprentissage et de la mémoire ? Nous vous le citons ici dans le texte :

« Sans la mémoire, nous reproduirions sans fin nos erreurs et serions incapables d'apprendre. Nous ne pourrions pas répéter nos exploits, si ce n'est par hasard. La mémoire comporte différentes catégories.

L'apprentissage est l'acquisition de connaissance ou d'habileté par l'étude, l'exercice ou l'expérience. La mémoire est la faculté de conserver et de récupérer au besoin les connaissances acquises par l'apprentissage. Pour qu'une expérience soit mémorisée, elle doit produire dans l'encéphale des changements structurels et fonctionnels persistants qui la représentent. Cette capacité de changement induite par l'apprentissage est appelée plasticité cérébrale. Elle constitue une propriété unique du système nerveux et est à l'origine de notre aptitude à modifier notre comportement en fonction des stimuli provenant du milieu intérieur ou extérieur. Elle suppose des modifications dans les neurones eux-mêmes – par exemple, la synthèse de différentes protéines et l'apparition de nouveaux dentrites-, mais se traduit aussi par une augmentation des connexions synaptiques entre les neurones. Les parties de l'encéphale qui interviennent dans la mémoire sont les suivantes : les aires associatives des lobes frontal, pariétal, occipital et temporal ; certaines structures du système limbique ; et le diencéphale.

La mémorisation est un processus graduel. La mémoire sensorielle dure quelques secondes et permet de faire des associations à partir des perceptions sensorielles provenant du milieu qui nous entoure. Par exemple, elle nous permet de savoir où nous sommes et ce à quoi nous nous occupons en fonction des stimuli perçus par notre cortex cérébral.

La mémoire à court terme est la faculté de stocker l'information pendant une courte période (de quelques secondes à quelques minutes). C'est cette mémoire qui travaille par exemple quand, après avoir cherché un numéro de téléphone, vous traversez la pièce et composez ce numéro. Si il ne possède pas une importance particulière pour vous, vous oubliez le numéro en quelques secondes. Les aires de l'encéphale qui interviennent dans la mémoire sensorielle et dans la mémoire à court terme sont notamment l'hippocampe, les corps mamillaires et deux noyaux du thalamus. Selon certaines recherches, la mémoire à court terme dépendrait plus de phénomènes électriques et chimiques que de changements structuraux de l'encéphale (par exemple, la formation de nouvelles synapses).

L'information contenue dans la mémoire à court terme peut passer dans la mémoire à long terme et y rester pendant plusieurs jours ou plusieurs années. Ainsi, les numéros de téléphone que nous composons entrent dans notre mémoire à long terme. Dans la mémoire à long terme, l'information stockée peut être subdivisée en mémoire déclarative (ou explicite) et en mémoire non déclarative (ou implicite).

La mémoire déclarative est celle qui peut être exprimée par le langage (par ex un numéro de téléphone ou la narration d'une histoire) ; elle semble être stockée dans des zones assez étendues du cortex cérébral.

La mémoire non déclarative est une forme inconsciente de mémoire à long terme qui comprend, entre autres, la mémoire procédurale et la mémoire émotionnelle.

La mémoire procédurale, qui concerne les aptitudes motrices (par exemple, savoir effectuer une technique), loge dans les noyaux gris centraux, le cervelet ainsi que dans le cortex cérébral.

La mémoire émotionnelle (et c'est bien celle-ci qui nous intéresse dans la misophonie, ndlr), qui comprend les conditionnements émotionnels (par exemple la vue d'une araignée qui déclenche la peur), se situe dans les différentes structures du système limbique. En général, nous pouvons récupérer l'information emmagasinée dans cette dernière chaque fois que nous en avons besoin. Le renforcement qui résulte de la récupération répétée d'un élément d'information est appelé consolidation mnésique. »

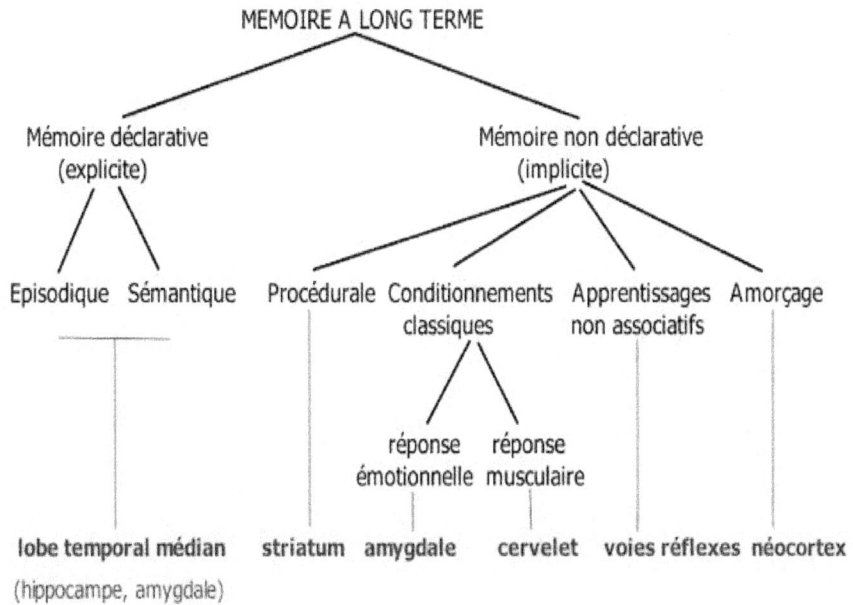

AMYGDALE ET HIPPOCAMPE

Le rôle de l'amygdale

L'amygdale, située dans l'encéphale, a une fonction bien précise : elle permet de décoder les stimuli qui pourraient être menaçants pour l'organisme.

Cette dernière fait partie de ce que l'on appelle le système limbique (appelé également cerveau émotionnel).

L'amygdale participe à la reconnaissance et à l'évaluation du caractère émotionnel des stimuli sensoriels. Elle est impliquée dans l'apprentissage associatif et dans les réponses comportementales et végétatives associées, notamment dans des situations présentant de la peur ou de l'anxiété. On peut décrire l'amygdale comme un système d'alerte. Elle est également impliquée dans la détection du plaisir.

Effet de la stimulation de l'amygdale

Des expériences ont été réalisées sur des animaux, notamment sur des chats. Des chercheurs ont fait passer une stimulation électrique dans l'amygdale de chats. Voici ce qu'ils ont observé :

-Une augmentation de la pression artérielle (tension) et de la fréquence cardiaque (tachycardie).

-Une augmentation de la corticostéronémie (taux de corticostérone dans le sang). L'hormone comparable chez l'humain pour une réponse au stress est le cortisol, fabriqué par les glandes surrénales.

-Le chat arrête immédiatement sa tâche en cours et initie des mouvements de recherche.

-Ses poils se hérissent et on observe une miction (le fait d'uriner).

-Il se met à grogner, à siffler.

-Il prend une posture d'attaque.

Chez l'homme, on a pu tester la stimulation de l'amygdale pour cerner la zone épileptogène chez des sujets épileptiques. Suite à l'envoi de stimuli électriques dans l'amygdale, le sujet présente des sentiments de peur et d'anxiété ainsi que des réactions autonomes de répulsion.

Les circuits de la peur

Il est intéressant d'observer ce qu'il se passe dans notre cerveau en situation anxiogène. L'information peut transiter par deux voies différentes :

-Une voie courte : traitement sensoriel-thalamus-amygdale-réponse.

-Une voie longue : traitement sensoriel-thalamus-cortex cérébral-hippocampe/amygdale-réponse.

On voit bien que le misophone emprunte la voie courte, qui ne passe pas par le cortex pour établir sa réponse. Le cortex étant le siège de la fonction cognitive et donc permettant la rationnalité.

le conditionnement aversif

Une étude publiée par Joseph E. Ledoux, dans « the emotional brain », Weidenfeld & Nicolson, nous fait part d'une expérience sur les rats, afin d'étudier l'apprentissage de la peur.

Les scientifiques testent deux stimuli différents chez le rat :

-Un stimulus neutre (à savoir un son), qui produit chez le rat uniquement une action exploratoire.

-Un stimulus désagréable (une décharge électrique), que l'on peut qualifier de stimulus non équivoque.

Puis, ils associent le stimulus neutre (son) et le stimulus désagréable (décharge électrique).

Après la répétition de l'association de ces deux stimuli, le rat réagit de la même manière au stimulus neutre (le son) et au stimulus désagréable (la décharge électrique). Dès le déclenchement du stimulus du son, il s'immobilise complètement, adoptant une position figée.

On nomme cela le conditionnement aversif. La décharge électrique provoquait une réponse inconditionnelle (le fait de se figer). Le son neutre provoquait seulement une action exploratoire. Mais après le conditionnement, le stimulus neutre (le son) acquiert les mêmes propriétés aversives que le stimulus de la décharge électrique. On voit ici que l'organisme du rat a associé les deux stimuli pour donner une réponse aversive unique et conditionnée. Vous suivez le lien que l'on peut faire avec la misophonie ?

Espoir : si le cerveau par la plasticité cérébrale est capable d'apprendre (conditionnement), il devrait pouvoir être capable de désapprendre (déconditionnement). Le problème est que le processus de déconsolidation de la mémoire est aussi long que celui du processus de consolidation de la mémoire. Réfléchissez aux nombres d'années de conditionnement aversif que vous avez déjà subi, en faisant travailler votre cerveau toujours de la même manière. La rivière sculpte son lit au fil des ans. Elle est même capable de dompter la roche et de lui donner une forme. Le travail consiste donc à inverser le processus, à remonter le courant. Nous expliquons ultérieurement dans la deuxième partie du livre les techniques appropriées pour dompter le courant de la rivière.

Hippocampe (mémoire déclarative) versus amygdale (mémoire émotionnelle)

Dans cette dernière expérience, les chercheurs relèvent le rôle de l'amygdale dans la peur, puisque si on endommage le cortex auditif ou l'hippocampe du rat après le conditionnement, la réponse à la peur est conservée. En revanche, la peur est éliminée si on neutralise l'amygdale.

Cette dernière participe au système de mémorisation dès lors que l'émotion intervient. Exemple : un carré bleu est associé à un choc électrique désagréable. Le sujet crée un conditionnement aversif à la vue du carré bleu. Mais un patient ayant une lésion de l'amygdale avec un hippocampe sain ne présente aucune peur à la vue du carré bleu, même si il peut se souvenir que le carré est associé à un électrochoc.

A l'inverse, un patient souffrant d'une lésion de l'hippocampe avec une amygdale saine exprimera une réponse émotionnelle conditionnée de peur, mais il ne sera pas capable de faire le lien explicite entre le carré bleu et le choc électrique. Il ne pourra pas déclarer pourquoi il a peur, car ne se souviendra pas de son conditionnement passé.

QUE VOIT-ON À L'IRM, Dr. KUMAR?

Insula antérieure et cortex préfrontal ventromédial

Prérequis de vocabulaire :

-IRM : technique d'imagerie médicale (imagerie par résonnance magnétique)

-Insula ou cortex insulaire : partie du cortex cérébral qui constitue l'un des lobes du cerveau. Cette cinquième subdivision du cerveau, nommée lobe insulaire, est invisible à la surface parce qu'elle est logée à l'intérieur du sillon latéral et qu'elle est recouverte par le lobe pariétal, frontal et temporal.

-Cortex préfrontal ventromédial : partie antérieure du cortex du lobe frontal du cerveau

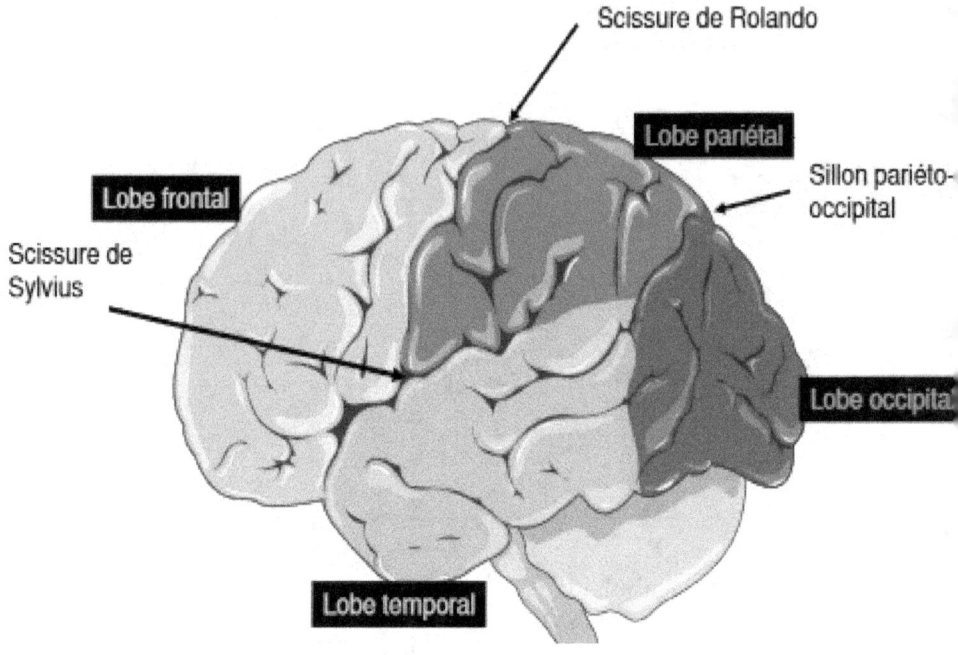

Le Dr Sukhbinder Kumar et ses associés de l'université de Newcastle en collaboration avec d'autres chercheurs ont publié une étude d'imagerie cérébrale chez les misophones. A l'IRM, on peut observer l'activité cérébrale en mesurant le flux sanguin. Là où plus de sang circule, il y a davantage d'activité neuronale.

L'étude compare vingt-deux personnes souffrant de misophonie avec vingt personnes non misophones. En réponse aux sons déclencheurs, les personnes atteintes de misophonie ont une activité plus élevée dans l'insula antérieure, qui est connue pour être impliquée dans l'intéroception (détection à l'intérieur du corps) et dans les sens externes (goût, toucher, audition, odorat et vue). D'autres recherches indiquent que l'insula antérieure est impliquée dans les sentiments liés aux émotions.

Chez le misophone, le cortex préfrontal ventromédial, au lieu de réguler le cortex insulaire, le stimule. Etant donné le rôle du cortex préfrontal ventromédial dans les associations d'apprentissage, cela donne lieu à des associations aberrantes dans le cortex préfrontal ventromédial, ce qui conduit à activer d'autres zones du cerveau impliquées dans les émotions, et donnent en dernier instance le résultat qu'on connaît : le sentiment de rage à l'exposition aux stimuli sonores de la sphère ORL.

Pas de surprise ici. Nous nous attendions tous à voir une plus grande activité cérébrale émotionnelle pour une personne atteinte de misophonie. Cela se traduit également par une augmentation de la fréquence cardiaque et une augmentation de la conduction électrique de la peau (réaction dermique que l'on connaît quand on a la chair de poule).

LA MISOPHONIE EST-ELLE INNÉE OU ACQUISE ?

Misophonie et génétique :

Certains facteurs génétiques favorisent la misophonie. Des études indiquent que les sujets atteints du trouble de traitement de l'information sensorielle sont plus enclins à développer la misophonie. Le trouble du traitement de l'information sensorielle (SPD en anglais pour « sensory processing disorder ») est un trouble génétique, donc si un enfant a des gènes « SPD », il aura un terrain plus favorable au développement de la misophonie.

Il y a également d'autres pathologies influencées par la génétique, comme l'anxiété ou la bipolarité qui ont des racines génétiques fortes. On peut dire que plus une personne est soumise au stress, au conflit, à la tension, plus elle sera susceptible de développer de la misophonie. Certains terrains sont plus propices. La personnalité très calme et difficilement irritable a beaucoup moins de chance de développer ce trouble.

Pour autant, cela ne signifie pas qu'il existe un gène de la misophonie. Il se peut que l'on ait une prédisposition, que l'on développe ou non. C'est ce que nous apprend l'épigénétique, avec les gènes que l'on exprime ou non. La génétique n'est pas le seul facteur, loin s'en faut. La misophonie a besoin d'une expérience pour émerger. Elle reste un conditionnement acquis par l'expérience.

Misophonie et expérience acquise

L'étude du Dr. Kumar a montré un lien entre l'activité de l'insula antérieure et du cortex préfrontal ventromédial. Ceci est très important car le cortex préfrontal ventromédial est connu pour être impliqué dans l'apprentissage associatif (ou l'apprentissage par l'expérience). Ainsi, cette recherche montre que la réponse du cerveau faisant suite aux stimuli déclencheurs est une réponse émotionnelle conditionnée (apprise), cette réponse étant néanmoins gérée dans le système nerveux autonome. Elle est donc une réponse réflexe émotionnelle involontaire. Une émotion involontaire instantanée est imposée au misophone. Avec la misophonie, la personne ne choisit pas comment se sentir après un déclencheur, cela se produit automatiquement.

En résumé, cette étude fournit la preuve que la physiopathologie de la misophonie est structurée sur un apprentissage anormal du traitement de l'information sensoriel localisé dans le cortex préfrontal ventromédial, qui à son tour va entrainer des zones du cerveau liées au traitement des émotions.

La bonne nouvelle à retenir est la suivante : la réponse misophonique se développe à travers des expériences de vie. En tant que telle, elle est le résultat de la plasticité cérébrale (et non du «câblage» du cerveau). Cela signifie qu'il est à espérer que les connexions du cerveau peuvent être changées avec un traitement approprié, ce que nous constatons avec certains sujets, qui mettent en place des techniques appropriées.

LES TRAVAUX DE JOSEPH E. LEDOUX

La distinction entre émotion et réponse physiologique

Il est difficile de séparer nos sentiments physiologiques de nos émotions, de faire la part des choses entre les deux. Joseph Ledoux décrit bien une différence entre les émotions et les réponses physiologiques à la menace, orientées vers la survie de l'organisme, réponses permettant de nous garder en vie.

En effet, des expériences sur des rongeurs ont montré que l'animal a une réponse physiologique à la menace. Ces réponses sont similaires à ce que peut connaître l'homme dans sa réaction face au danger. Il ne s'agit pas ici d'émotion au sens psychologique du terme, mais d'une réponse physiologique.

Il n'empêche que cette réponse physiologique engendre naturellement chez nous des émotions négatives (irritation, colère, rage, en fonction de l'intensité de la misophonie). Il convient ainsi de bien séparer la notion d'émotion de la notion de réponse physiologique à la menace. Les études confirment le fait que la misophonie est un trouble neurologique, même si il a des répercussions psychologiques. Il faut considérer ces deux champs. L'aspect neurologique ne doit pas occulter la réalité des répercussions biopsychosociales. L'aspect psychologique ne permet toutefois pas d'expliquer la physiopathologie.

Apprendre à désapprendre

Une fois que les souvenirs sont formés, ils sont similaires aux souvenirs de traumatismes (ces souvenirs ont été construits cependant sans traumatisme associé).

Les stimuli auditifs déclencheront alors le système nerveux autonome du misophone, piégeant ce dernier dans une boucle de réactions réflexes de fuite/combat involontaires, en suivant un cercle vicieux.

L'étude sur les rongeurs a montré que l'animal réalise des associations dans sa mémoire, et que son système d'apprentissage lui fait associer un son à des stimuli désagréables. Si la situation s'inverse, l'animal est également capable de désapprendre ce qu'il a appris. C'est ainsi que l'on voit sa réponse « s'éteindre ».

Le neuroscientifique Joseph E. Ledoux travaille sur la capacité de renverser ces souvenirs associés depuis de nombreuses années. Son travail est réalisé pour l'instant dans le champ de la «science fondamentale». Il reste maintenant à appliquer les fruits de sa recherche. L'application viendra probablement des neurosciences, qui s'efforceront d'examiner les processus cérébraux à l'œuvre, afin de concrétiser les méthodes sur des échantillons de population.

Le processus de reconsolidation de la mémoire

Ainsi, Joseph Ledoux, dont le champ d'investigation est bien plus large que la misophonie, (ses travaux englobent les phobies, les syndromes post traumatiques, etc…) a cherché des moyens pour changer les associations dans le cerveau entre un stimulus particulier et la réponse à la menace activée automatiquement une fois qu'elle a été associée à ce stimulus. Ce processus d'association est appelé consolidation de la mémoire.

Dans le début des années 2000, Ledoux découvre qu'à chaque fois que nous récupérons une information dans notre système de mémoire à long terme, cette mémoire change très légèrement. Cette découverte est contraire à la façon antérieure dont les scientifiques se représentaient la mémoire, à savoir une mémoire stable et toujours récupérée intacte dans notre système de mémoire à long terme. Ainsi, il prouve que la réponse physiologique à un stimulus peut être modifiée, par ce qu'il appelle la reconsolidation de la mémoire.

Habituellement, nous imaginons que la mémoire est quelque chose qui reflète la réalité de ce qui nous est arrivé par le passé. Cependant, les études actuelles montrent que la mémoire est simplement une collection d'informations qui semblent faire référence au passé. Ce n'est toutefois pas nécessairement une référence précise au passé.

Les travaux de Joseph Ledoux permettent d'affirmer qu'à chaque fois qu'un souvenir est rappelé, la mémoire devient temporairement susceptible d'être modifiée. Pour mieux se représenter les choses, on peut faire l'analogie avec un ordinateur sur lequel on ouvre un fichier pour modification. Pendant l'ouverture du fichier, il peut être modifié, puis enregistré dans la mémoire de son disque dur. Lorsque le fichier est ouvert ou réouvert, il est en « mode édition ». Vous pouvez alors aisément le modifier.

Après chaque rappel, la mémoire se reconsolide automatiquement. Le terme « reconsolider » signifie que la mémoire est réécrite dans la mémoire à long terme. En d'autres termes, le fichier est fermé jusqu'à ce qu'il soit à nouveau réouvert. Ainsi, il convient d'agir sur la mémoire (dans son « mode édition ») pendant le temps où cette dernière est susceptible d'être modifiée.

Les recherches de Ledoux annoncent-elles une thérapie prometteuse pour la misophonie ? Espérons que oui. Il est encore trop tôt pour généraliser. Les résultats des recherches montrent que les « répondeurs » extrêmes sont les moins susceptibles de « désapprendre ». Autrement dit, plus l'intensité de la misophonie est élevée, plus il est difficile de la traiter. Cette méthode est utilisée à l'heure actuelle pour traiter les phobies et non la misophonie. Mais le système est analogiquement aisément duplicable.

LA PHYSIOPATHOLOGIE DE LA MISOPHONIE EN RÉSUMÉ

Le système nerveux autonome

C'est du côté du système nerveux autonome qu'il faut se tourner, quand on veut comprendre le fonctionnement de la misophonie.

Comme nous l'avons vu, le système nerveux autonome est la branche du système nerveux périphérique qui est entre autre responsable des changements physiques involontaires liés à la réponse fuite/combat. Il est divisé en 2 branches :

-le système nerveux sympathique

-le système nerveux parasympathique

sympathique	parasympathique
Système fuite/combat	Freine l'activation du mode fuite/combat Digestion et repos
Est activé automatiquement en réponse à une quelconque peur	Est activé quand la personne a atteint un certain niveau de sécurité ou évalue que le danger potentiel

(anxiété, stress…)	n'en est pas un
Effet activateur (production d'adrénaline)	Effet inhibiteur (production d'acétylcholine) NB : L'acétylcholine a un effet inhibiteur sur l'activité cardiaque mais a néanmoins un effet excitateur sur le SNC
Augmentation de la pression artérielle	Diminution de la pression artérielle
Augmentation de la fréquence cardiaque	Diminution de la fréquence cardiaque

Le système nerveux central et le système nerveux périphérique communiquent ensemble pour rendre possible les actions volontaires mais aussi les actions involontaires, comme les pensées et les émotions, que nous observons cliniquement par le comportement.

Les stimuli de l'environnement extérieurs entrent dans notre système nerveux à travers nos organes sensoriels (les oreilles) et l'information est traitée selon un système complexe.

Répondre à un danger

Le misophone répond aux sons comme si ils constituaient un danger. Notre partie du cerveau subconsciente (le système limbique) nous fait prendre cette décision. Ici, la partie cognitive et rationnelle du cerveau est totalement occultée et n'intervient pas dans le processus.

Le misophone a mis en relation certains sons spécifiques avec un épisode de colère. Ces sons encodés lui rappelle alors instinctivement des émotions négatives vécues dans le passé, ou construites ex nihilo, en l'absence de tout traumatisme. Ce décryptage de l'information sensorielle passe par un circuit court (passage par l'amygdale sans atteindre le cortex). Ainsi, la réponse provoquée se fait à la manière d'un "réflexe" renforcé par l'habitude. La réponse n'est donc ni consciente, ni raisonnée.

Un processus d'habituation se met en place (routine de la communication nerveuse et voies nerveuses renforcées). Le misophone continue de réagir de la même façons aux stimuli auditifs. Pour que le cerveau réagisse différemment, il faut le rééduquer autrement, dans le champ du système nerveux autonome (non volontaire). Cela nécessite donc un travail très long et très délicat de rééducation du cerveau. Le phénomène de plasticité cérébrale peut cependant nous donner de l'espoir en la matière.

Les étiologies possibles de la misophonie

L'étiologie est plurielle. La plupart du temps il s'agit d'une connexion atypique impactant les voies reliant la zone du traitement auditif du cerveau et la zone du traitement des émotions du cerveau (le système limbique).

Cette connexion est a priori surmyélinisée (ce qui a pour effet de surstimuler la conduction cérébrale). Pour expliquer ce qu'est la myéline, je vous renvoie au manuel d'*anatomie et de physiologie humaine* de Tortora et Derrickson, qui explique que *« les axones de la plupart des neurones sont entourés d'une gaine de myéline formée de plusieurs couches lipidiques et protéiques. Comme la gaine isolante qui recouvre un fil électrique, la gaine de myéline isole l'axone d'un neurone et augmente la vitesse de propagation du potentiel d'action. Les cellules de la gaine de myéline s'enroulent autour des axones pour former une centaine de couches concentriques, comme le font les nombreuses couches de papier hygiénique recouvrant un tube de carton. Les axones qui sont entourés d'une gaine de myéline sont dits myélinisés, alors que ceux qui en sont dépourvus sont dits amyélinisés. »* La gaine de myéline facilite la conduction nerveuse.

D'autres zones du cerveau peuvent également intervenir, comme l'insula et certaines zones du lobe frontal, qui peuvent aussi impacter le processus des émotions.

L'amygdale (partie anatomique du cerveau) est également impliquée. Cette dernière est responsable de la mise en lien de l'activation du système nerveux autonome avec la réponse de fuite/combat.

PARTIE 2 : TRAITER LA MISOPHONIE

PRÉLIMINAIRES

Un principe pour des méthodes

Le principe est celui de la physiologie du système nerveux. Il s'agit de passer par une certaine compréhension de la physiopathologie, dans une logique de décomposition des processus.

Les méthodes que je vais énumérer sont plurielles et n'utilisent pas toutes les mêmes voies pour arriver à leur but. Certaines méthodes sont plus ou moins appropriées à chaque situation personnelle. Il faut choisir celle qui vous convient le mieux. Il n'existe pas de liturgie officielle ni de vérité toute tracée en la matière. D'autres techniques sont certainement à découvrir. Chacun se doit de trouver la sienne. Ne dit-on pas que tous les chemins mènent à Rome ?

En bon sceptique, il convient peut être de toutes les tester et de voir celles qui fonctionnent pour soi. Cependant, il est important de suivre un fil directeur, pour expérimenter ces méthodes de manière structurée.

Le plus dur, c'est d'une part de passer à l'action, et d'autre part de rester structuré. Pas d'autre alternative pour cela que de se créer une routine de travail, du temps dédié à la restructuration de son cerveau, afin qu'il traite l'information différemment. Malheureusement, le traitement magique n'existe pas. Cela demande un vrai travail de fond.

Les méthodes que je cite dans les lignes suivantes sont toutes combinables. Il est préférable de les travailler indépendamment les unes des autres au départ, afin d'en acquérir la maîtrise. Une fois chacune digérée de manière indépendante, on peut les combiner, ce qui tend à démultiplier leurs effets, car l'une peut venir renforcer l'autre et la soutenir.

J'ai choisi ici de ne présenter que la reprogrammation du cerveau par l'approche méditative ainsi que la technique de la relaxation musculaire progressive, en me contentant juste de citer les autres méthodes possibles.

Les méthodes ci-après décrites sont reproductibles. Elles ont déjà fait leur preuve sur de nombreux patients. Toutefois, tout le monde ne réagit pas de la même manière. Ainsi, les résultats différent. Certains ont vu leur misophonie totalement disparaître, d'autres ont vu leur misophonie s'atténuer, d'autres n'ont pas eu de résultat.

L'intensité de la misohonie n'est pas la même chez tout le monde. En fonction du terrain de départ, les thérapies sont plus ou moins difficiles. Il existe des échelles pour connaître l'intensité de sa misophonie (cf annexes), échelles qui ne sont qu'un axe méthodologique inspiré par des précédents dans le domaine de la psychiatrie. Ces dernières sont à prendre pour ce qu'elles sont, à savoir une première base de travail pour une évaluation. Elles n'ont pas vocation à être universelles ni exhaustives.

Il est difficile de publier des statistiques sur les résultats de ces approches, car la recherche en misophonie est encore peu développée. Pourtant, plusieurs centaines de cas ont déjà été traités par ces approches, avec du succès dans de nombreux cas. Voici donc l'énumération non exhaustive des différentes approches existantes :

1. La reprogrammation du cerveau par l'approche méditative

Il s'agit en un mot de passer par le vécu de l'expérience plutôt que par l'identification à ses pensées, en visant le processus de reconsolidation de la mémoire.

Cette approche est qualifiable d'approche cognitivo-comportementale. On peut la mettre en œuvre grâce à l'approche méditative, dite de « pleine conscience ». Comprenons nous bien, il ne s'agit aucunement de méditation fumeuse ou spéculative, mais bien de méditation concrète, qui passe donc par l'attention que l'on porte à son corps et à ses sensations. Je me réfère ici aux travaux de Joseph Ledoux et de Joey Lott.

2. l'approche de la relaxation musculaire progressive (PMR pour « progressive muscle relaxation »).

Je me base sur les travaux de Tom Dozier. On travaille ici en amont, c'est-à-dire sur l'élimination du réflexe physique responsable de la réponse émotionnelle.

La technique de la relaxation musculaire progressive puise en réalité sa source théorique dans une méthode ancienne imaginée dès les années 1920 pour réduire le stress et l'anxiété. Je n'en suis évidemment pas l'auteur. Mon travail consiste simplement à rassembler une information éparse et méconnue au sujet de la misophonie.

Il sera question de ces deux méthodes dans ce livre. Il existe pourtant d'autres méthodes...

3. L'approche de reprogrammation neuronale (NRT pour neural repatterning technique).

Elle consiste à écouter les déclencheurs à un volume très faible, en même temps que l'écoute de notre musique préférée afin de recréer une expérience positive. Pour cela Tom Dozier a créé une application, la *trigger tamer app*. Voici le schéma directeur sur lequel fonctionne cette méthode :

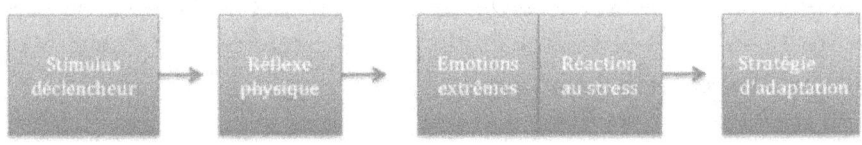

4. L'hypnothérapie séquentielle de reprogrammation (SRT pour sequent repatterning hypnotherapy).

Il s'agit d'une sorte d'hypnothérapie avec des spécificités particulières adaptées à la misophonie. Cette thérapie ne supprime pas la sensation physique découlant du déclencheur, mais gomme la réponse émotionnelle. On travaille ici en aval, c'est à dire sur la réponse émotionnelle. Cette thérapie permet de déconnecter le réflexe physique (crispation musculaire) de la réaction émotionnelle (rage).

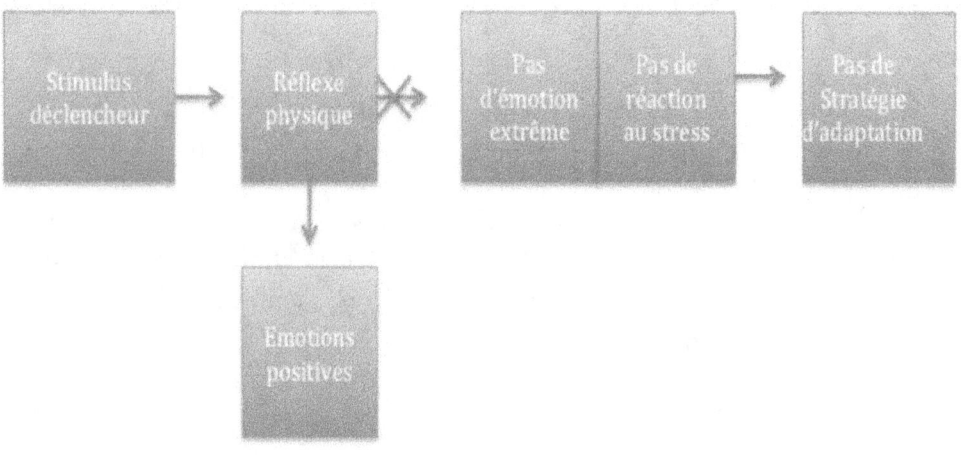

5. La thérapie de rééducation des acouphènes (TRT pour tinnitus retraining therapy)

Elle est basée sur les travaux du professeur Jastreboff. C'est un traitement fondé sur une analogie de traitement des acouphènes. Néanmoins, cette méthode ne semble pas avoir d'effets durables sur la misophonie.

6. Les autres méthodes

D'autres méthodes existent encore mais ne nous paraissent pas concluantes ou sortent du cadre de notre étude.

Ainsi, cet ouvrage ne traite que des deux premières approches (reprogrammation du cerveau par l'approche méditative et relaxation musculaire progressive), pour trois raisons :

-ce sont les approches les plus globales. Ces méthodes sont celles qui me semblent les plus pertinentes, car elles sont systémiques, dans le sens où elles fonctionnent sur n'importe quel type de déclencheurs, en traitant tous les déclencheurs à la fois, et non pas laborieusement les déclencheurs un par un, comme le font d'autres méthodes (à savoir le traitement NRT).

-ce sont les deux approches que j'ai personnellement testées. Il est avant tout important de tester sur soi. La théorie ne doit pas exempter de la pratique.

-ces approches ne nécessitent aucun matériel ou application en ligne spécifique. Elles sont donc à la portée de tous, même si le simple fait de s'y confronter n'est pas si facile.

La loi d'airain de la misophonie

Si il y a bien une règle d'airain à retenir, c'est la suivante :

Chaque fois que vous entendez un stimulus déclencheur, c'est autant pour vous d'opportunités :

-d'aller mieux en diminuant votre réflexe, à l'aide notamment de la relaxation musculaire progressive, entrant alors dans un cercle vertueux.

-de rester sur un statut quo ; (ne pas empirer sa misophonie, c'est déjà pas mal)

-d'aggraver votre misophonie, pénétrant ainsi dans un cercle vicieux. C'est là que le bât blesse.

Un premier constat s'impose : chaque stimulation par les déclencheurs laisse un ancrage négatif dans le cerveau. Une nouvelle trace mentale délétère pour votre organisme est créée, et s'accumule de déclencheurs en déclencheurs, avec un effet cumulatif. C'est d'ailleurs pourquoi on en vient à ne plus supporter une personne en particulier, encore plus qu'une autre, souvent un proche, car on l'entend tous les jours. Le syndrome de répétition trace un sillon. Cette trajectoire négative vient renforcer la pathologie.

Même dans les jours où vous n'évoluez pas, l'objectif à

minima est de rester stable, c'est-à-dire de ne pas accentuer votre misophonie. Pour cela, il faut rester détendu, même lorsque les stimuli sont présents. Comme cela n'est pas possible en l'état, il faut vous créer un environnement propice à la détente.

La thérapie d'habituation à proscrire

Ne faites pas comme moi ! J'ai tenté la thérapie d'habituation, qui consiste à se confronter au stimulus chaque jour de manière volontaire, afin de rechercher la désensibilisation. Cette thérapie m'a été proposée dans le cadre d'une TCC (thérapie cognitivo-comportementale). Le thérapeute voulait traiter la misophonie comme si il traitait une phobie. La théorie d'exposition a été validée pour les phobies. Au départ le principe a été testé sur l'animal, avec l'envoi de décharge électrique sur des rats. Au fur et à mesure que le rat s'habitue, le seuil de tolérance au stimulus augmente. Si cette thérapie est efficace contre les phobies, elle ne l'est pas contre la misophonie. Elle peut même l'aggraver, car l'exercice nous place dans un cercle vicieux.

Il s'agissait de consacrer quarante-cinq minutes par jour à s'exposer à la source sonore préenregistrée sur un support, à écouter au casque, sans pose possible. La préconisation était de ne pas commencer avec des bruits insupportables, mais d'y aller par pallier. Il était conseillé de faire cinquante bandes enregistrées différentes, sur cinquante semaines, avec à chaque fois une difficulté supplémentaire, ou un volume sonore amplifié.

Je devais coter minutieusement mon expérience, à chaque séance, avec une échelle de tolérance de 0 à 10.

Je peux témoigner que ce protocole ne marche pas. Il est à déconseiller fortement. L'utilisation de ce protocole à tort provient de la méconnaissance de la physiopathologie de la misophonie et de la confusion qu'on peut en faire avec la phobie.

Parallèlement, on me conseillait de suivre des séances de sophrologie, ce qui en revanche n'était pas une mauvaise idée. Les techniques de sophrologie permettent de fixer son attention sur autre chose que sur les stimuli et apprendre à se calmer en état de stress. Peu à peu, on apprend à déclencher des bouées de sauvetage, en situation de stress intense.

Ce thérapeute m'a conseillé en même temps d'atténuer les effets des exercices avec des antidépresseurs à petite dose, la chimie devant ici accompagner la thérapie pour être capable de la supporter et de mener à bien le protocole. De nature un peu méfiante, je n'ai jamais pris ces antidépresseurs, je ne peux donc pas en parler. Mais à mon humble avis, la piste médicamenteuse n'est pas à privilégier.

Comment fonctionne le médicament dans notre cerveau ?

Bien que réticent aux médicaments pour le traitement de la misophonie, je me suis intéressé au fonctionnement des psychotropes, à savoir des médicaments qui pouvaient modifier le psychisme de l'organisme.

Quel est le rôle de la synapse dans la communication nerveuse ?

Le cerveau est composé de milliards de neurones, connectés entre eux par des jonctions, qu'on appelle synapse. La synapse correspond à une zone de contact entre deux neurones. Elle assure la conversion d'un signal électrique, qu'on appelle potentiel d'action, qui est déclenché dans le neurone présynaptique (avant la synapse), en un signal chimique, via le relargage de neurotransmetteurs, qui vont provoquer une réponse dans la cellule postsynaptique. Cette synapse constitue la cible principale de tous les médicaments psychotropes. Les médicaments selon leurs classes vont moduler de manière différentes le fonctionnement de la synapse.

La synapse: cible des neuropsychotropes

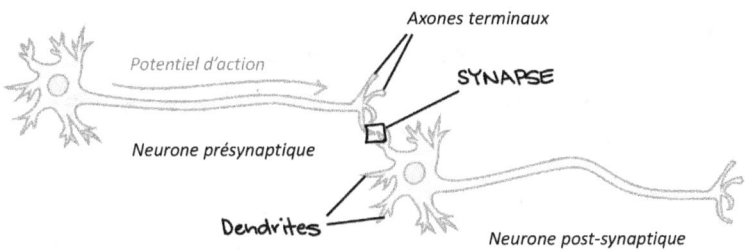

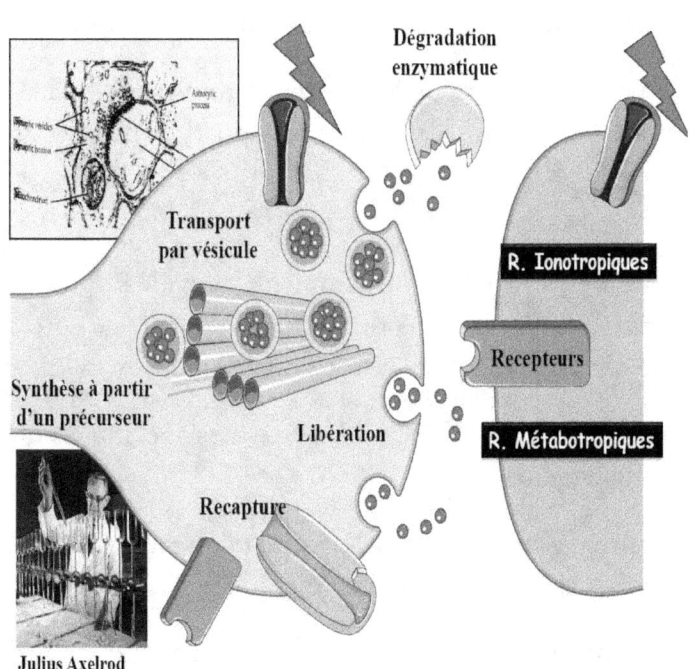

Le schéma précédent représente une synapse, avec sa partie présynaptique (à gauche) et sa partie post synaptique (à droite). Le processus démarre par la synthèse d'un neurotransmetteur par des enzymes à partir d'un précurseur.

Ainsi, chaque neurone, en fonction des enzymes qui le composent, se spécialise dans un type de neurotransmetteur, qu'il stocke dans des vésicules.

Sous l'effet de l'arrivée d'un stimulus électrique (le potentiel d'action), des canaux voltage dépendants s'ouvrent, pour laisser entrer du calcium, ce qui provoque la fusion entre la membrane du vésicule et celle du neurone et libère des neuromédiateurs dans la fente synaptique. Ce phénomène s'appelle l'exocytose.

Lorsque ces neurotransmetteurs sont dans la fente synaptique, ils activent des récepteurs postsynaptiques à l'origine de l'effet.

Mais l'organisme ne veut pas que le système de neurotransmission soit constamment activé. Pour éviter que la stimulation du neurone post synaptique ne se prolonge, trois systèmes éliminent la molécule de l'espace intersynaptique :

-la dégradation, mettant en jeu des enzymes spécifiques qui dégradent le neurotransmetteur

-la recapture, pendant laquelle le neurotransmetteur est récupéré par le neurone présynaptique pour être réutilisé ou détruit

-le rétrocontrôle négatif : le récepteur présynaptique joue un rôle de rétrocontrôle négatif : lorsque il est activé par le neurotransmetteur, il met au repos sa propre neurotransmission.

A ce jour, aucun médicament n'existe pour traiter la misophonie. Même si on en trouvait un, il ne s'agirait que d'un « pansement » thérapeutique, qui viendrait bloquer un symptôme, sans en résoudre la cause. Il ne me semble pas que la piste médicamenteuse soit une bonne piste, d'autant plus qu'elle induirait inévitablement des effets secondaires.

L'approche pluridisciplinaire

La misophonie ne peut se classer dans un type bien spécifique de trouble, à savoir typiquement auditif, typiquement neurologique ou typiquement psychologique. Ce trouble doit être conceptualisé à travers une approche multidisciplinaire en consultant les champs de la psychologie, de la neurologie, de l'audiologie, de la médecine, des neurosciences, de l'ergothérapie mais aussi des sciences infirmières.

LES STRATÉGIES D'ADAPTATION

Les 5 conseils pour vous adapter à un environnement hostile

Quittez la pièce pour éviter le son, dans un premier temps. Ce n'est pas toujours possible, mais cela permet de faire baisser la pression si votre système nerveux est trop violemment stressé par le son déclencheur. Vous pouvez revenir ainsi à un calme relatif. On recherche ici l'équilibre (principe d'homéostasie). Veillez à bien avoir chez vous un endroit qui vous est propre (si vous en avez la chance), où vous pouvez vous retirer pour être au calme après une sollicitation.

Une première stratégie d'adaptation (dite de « coping ») peut être d'imiter le son nocif, ce qui permet également de le couvrir. Cela est malheureusement dans la réalité irritant pour le proche qui a compris votre manoeuvre et vous entend faire cela. Un malaise s'installe. Mais c'est une première porte de sortie, une sorte d'issue de secours, pour ne pas trop « flamber ».

Une deuxième stratégie d'adaptation peut être d'exercer une pression sur la zone musculaire contractée suite au déclencheur, pour vous soulager. Exemple : un son vous déclenche. Vos épaules se contractent, particulièrement au niveau des deltoïdes. Vous exercez une forte pression sur les deltoïdes à l'aide de vos mains, ou en utilisant le poids de votre corps sur un angle de mur ou de chaise si vous êtes assis(e), afin de vous soulager. La douleur physique ressentie viendra adoucir votre rage psycho-émotionnelle.

Il est intéressant de noter que si un individu mâche un aliment du côté de votre oreille gauche, le muscle contracté se situera bien souvent dans l'hémicorps gauche. Cela s'explique par le trajet des nerfs des voies afférentes.

Une troisième stratégie consiste à se couvrir les oreilles, afin de se constituer un havre de paix. Vous pouvez faire cela en appuyant votre dos sur le dossier de la chaise, les mains croisées derrière la tête, ce qui vous donne un air détendu, afin de feindre la décontraction et de ne pas stresser tout le monde. Vous pouvez également vous frotter vigoureusement les oreilles de temps à autre, afin d'essayer d'annuler les sources incommodantes, comme pour faire une sorte de « reset ».

Une quatrième stratégie consiste à frotter un emballage alimentaire, du papier d'aluminium, ou tout autre élément plastique et froissable que vous trouverez sur la table, afin de masquer les bruits incommodants. Si vous êtes en plein air et que vous avez l'opportunité d'être sur une terrasse avec du gravier, vous pouvez toujours frotter vos pieds sur le gravier, afin de produire un son couvrant les « déclencheurs ».

Si vous allez au restaurant, privilégiez les grandes brasseries où le volume sonore est très fort, ce qui vous permettra de manger en toute quiétude. Rien de pire que le restaurant intimiste où l'on entend les mouches voler.

Enfin, la cinquième stratégie consiste à ne pas commencer à manger avant vos compagnons de table, et de finir de manger après eux. Ainsi, vos propres bruits de bouche couvriront les leurs, sur l'entièreté du repas.

L'astuce pour revenir au calme

Une petite astuce pour revenir au calme après exposition à un déclencheur est d'utiliser une technique de Pranayama Yoga (Yoga du souffle), dite technique de la respiration de l'abeille, ou « Brahmari » en sanskrit. Certes, cela ne soigne pas, mais le soulagement provoqué est propice au retour au calme et à la détente, ce qui est une première étape du traitement.

La technique du souffle de l'abeille consiste à placer ses pouces dans les oreilles avec les mains qui se rejoignent autour de la tête. Les pouces sont dans les oreilles et les majeurs joints sur le sommet du crâne. Les mains forment ainsi un triangle au sommet de la tête. Des variantes de position des mains sont possibles, mais il est important que vos oreilles restent bouchées par vos pouces.

La respiration doit être la plus abdominale possible. A l'inspire, les poumons se remplissent d'air et l'abdomen gonfle. A l'expire, les poumons se vident progressivement, l'abdomen dégonfle, et on accompagne l'expire d'un bourdonnement venant du fond de la gorge. La respiration doit être ample et lente. Les ondes sonores créées viendront vous masser le cerveau. Vous serez comme isolé du monde extérieur. Ce souffle est très apaisant. Il s'apparente au bienfait du bruit blanc, sauf que le bruit blanc est ici autoproduit et il raisonne à l'intérieur de vous-même. C'est ce que j'appellerai un massage de cerveau à peu de frais ! Je recommande. Vous en trouverez l'illustration sur l'url suivant :

https://spiritualite-et-yoga.com/le-souffle-de-bhramari/

TRAVAILLER SUR L'ENVIRONNEMENT EXTÉRIEUR : L'AJOUT DE BRUIT BLANC

Quel est le principe du bruit blanc ?

Le bruit blanc a pour effet de masquer, de gommer partiellement, (voire complètement en fonction du volume sonore émis) les stimuli extérieurs incommodants. Il s'agit en réalité d'un enrichissement sonore qui génère des masques par le principe de la dilution sonore. L'objectif final est d'enseigner au cerveau à reclasser les stimuli contraignants comme des sons peu importants qui se fondent en arrière-plan. Une analogie visuelle permet d'expliquer comment fonctionne la thérapie sonore : les stimuli sonores sont représentés par la luminosité des étoiles dans un ciel nocturne. Le contraste entre une étoile étincelante et le ciel très sombre qui l'entoure focalise l'attention sur l'étoile et la rend difficile à ignorer. La même étoile en plein jour se fond dans le ciel éclairé et est plus difficile à détecter, même si elle est toujours là.

Ainsi, il est possible de bâtir un environnement propice, grâce à ces masques sonores. Créez-vous, au moins chez vous, un havre de paix, grâce aux bruits blancs. A l'extérieur c'est plus difficilement réalisable, à moins d'utiliser des écouteurs, mais ils ne sont pas adaptés en toute occasion.

Veuillez également ajouter du bruit blanc dans votre chambre à coucher, dans votre salon, et dans votre cuisine.

Ma technique est la suivante : j'ai téléchargé sur android, mais cela marche également sur ios, une application gratuite, nommée « white noise » (bruit blanc). Je peux donc la déclencher simplement sur mon téléphone en activant la touche « play ».

Parallèlement, j'ai acheté une enceinte portative de très petite dimension (90mmX70mm), qui diffuse le bruit blanc de mon téléphone via une connexion Bluetooth, et qui dispose d'une bonne autonomie. Cela marche parfaitement et c'est fiable.

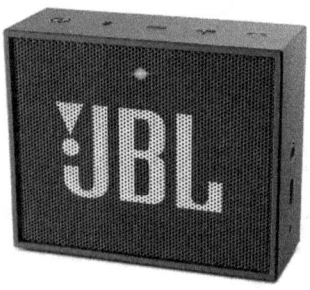

Cette première étape d'ajout de bruit blanc dans votre vie quotidienne permet déjà de rester détendu, même à l'heure du repas, donc de ne pas renforcer votre misophonie. Evidemment, encore faut-il que votre entourage (parent, enfant, famille ou partenaire) accepte de jouer le jeu, à savoir avoir ce bruit blanc en fond sonore dans la cuisine aux heures du repas.

TRAVAILLER SUR L'ESPACE INTÉRIEUR : L'AMÉLIORATION DU TERRAIN

Qu'est ce que le terrain ?

Le terrain est une prédisposition morbide innée. C'est en somme un penchant, une susceptibilité, un tempérament, une inclination, une disposition naturelle qui nous porte vers quelque chose. Certains terrains sont plus propices à la misophonie, comme je l'ai indiqué dans la première partie de l'étude en m'interrogeant sur la place de l'innée et de l'acquis dans la misophonie. La solution ne peut venir que de l'intérieur. Il faut réaménager notre terrain pour pouvoir guérir. Vouloir trouver une solution à l'extérieur est peine perdue. Tout traitement exogène, tel que l'attente de la molécule miracle sera vain. Le corps se guérit de lui même, en trouvant ses propres solutions intérieures, en suivant son propre moteur. La solution est endogène. La guérison ne peut qu'être autoproduite.

L'approche hygiéno-diététique

Votre terrain sera d'autant moins irritable que vous cultiverez une bonne hygiène de vie. Pardonnez-moi d'enfoncer des portes ouvertes, mais adopter une bonne hygiène de vie est la meilleure façon de soulager son psychisme ainsi que les tensions du système nerveux. Le principe est aussi simple qu'il est efficace. En effet, vous constaterez que l'intensité de votre misophonie évolue, selon votre état de nervosité intérieure, en corrélation avec votre mode de vie.

Ainsi, en travaillant sur les quatre piliers suivants, votre système nerveux sera plus résilient aux attaques.

-1er pilier : le sommeil. Ne violez pas votre cycle nycthéméral. Ayez un sommeil suffisant et de bonne qualité, donc réparateur. Si justement votre sommeil est perturbé par les ronflements de votre partenaire, introduisez un générateur de bruit blanc dans votre chambre à coucher. Des musiques de relaxation existent également, afin de vous aider à vous endormir.

-2ème pilier : l'alimentation (saine et équilibrée). Ne jamais sous estimer le pouvoir de l'alimentation. Elle favorise un bon équilibre général. L'alimentation est votre remède.

-3ème pilier : l'exercice physique. Le mouvement en général fait circuler le sang, donc oxygène le cerveau. Votre métabolisme n'en sera qu'amélioré, et vous pourrez mieux faire face au stress induit par votre trouble.

-4ème pilier : la respiration. Des exercices de respiration sont préconisés, afin de vous oxygéner au maximum, ce qui aura pour effet d'augmenter votre résilience. On privilégiera ici la respiration abdominale lente et profonde, ou la technique de la cohérence cardiaque. Le lecteur pourra à souhait se renseigner sur cette technique qui a largement fait ses preuves, la décrire plus en détail ici n'est pas mon sujet.

Les prérequis ayant été posés, il vous faudra néanmoins aller plus loin, en passant aux exercices pratiques. Nous nous proposons dans les deux titres suivants de détailler deux techniques de traitement efficace, à tester sur vous.

-la reprogrammation du cerveau par l'approche méditative

-la relaxation musculaire progressive

STRATÉGIE DE REPROGRAMMATION PAR L'APPROCHE MÉDITATIVE

Cette approche provient des travaux de Joey Lott, qui a écrit un livre sur le sujet, intitulé « how i solved my sound sensitivity problem ».

Comment actionner de manière pratique par l'approche méditative le processus de « reconsolidation » de la mémoire décrit dans la première partie du livre lorsque nous avons abordé les recherches de Joseph E.Ledoux ? Il ne s'agit ici nullement d'une méditation fumeuse et théorique, mais d'une méditation pratico-pratique, consistant à porter son attention sur son corps et ses réactions, de porter attention au vécu de l'expérience et non à l'identification aux idées créées par l'expérience.

Afin de reprogrammer votre système limbique, il convient de pouvoir être capable d'établir une dissociation entre l'entrée sensorielle incommodante et l'émotion indésirable.

L'écrasante majorité de la mémoire est ce que l'on appelle la mémoire implicite, à savoir une mémoire non déclarative, bien souvent liée à des conditionnements émotionnels. Parfois, il est possible de retrouver la mémoire exacte dans laquelle le son s'est confondu avec le danger. Lorsque cela se produit, le puzzle est résolu. Mais résoudre le puzzle en trouvant son chemin dans les arcanes du cerveau est très aléatoire et n'est pas toujours possible. Rappeler une mémoire enfouie à la conscience n'est pas chose aisée. La bonne nouvelle est qu'il n'est pas toujours nécessaire de le faire.

Quand nous sommes en proie à notre rage suite à un stimulus sonore, nous accordons notre attention aux pensées, aux images, aux idées, à l'histoire de notre problème. Or, toute pensée est d'essence conceptuelle. Elle n'est pas l'expérience en tant que telle. Elle est déjà analyse du problème.

Bien souvent, nous devançons le son à venir, ce qui nous met déjà dans une forme de stress anticipatoire. Nous ressentons le sentiment d'angoisse d'agression par extrapolation en amont, pensant à ce que l'expérience va produire de négatif chez nous lorsque notre voisin au cinéma croquera dans son pop-corn.

La clé du processus est d'autoriser complètement l'expérience sans aucune résistance. Pour ce faire, il convient de vivre l'expérience en attirant l'attention sur ses sensations physiques.

Il faut donc revenir au corps, se concentrer sur la sensation physique que l'on éprouve, sans partir dans les pensées que cette sensation physique engendre. Restez ancré dans la sensation corporelle, dans le vécu de l'expérience, sans vous laisser influencer par les idées. Les idées (positives comme négatives) n'ont pas de substance propre. Elles vont et viennent, se forment et se déforment, à la manière des nuages dans le ciel.

Cette technique de revenir à la sensation physique sans interpréter fonctionne avec la misophonie mais aussi avec tout autre problème doué d'une forte composante émotionnelle. Accordez une attention directe à la sensation, à l'expérience réelle de la sensation, et non à l'idée de colère que nous créons de toute pièce à partir de la sensation. Il convient de revenir au corps, pour vivre l'expérience, sans interpréter. Des idées ou des images peuvent survenir. Et pourtant, prenez conscience que ce ne sont que des idées à propos de l'expérience directe de la sensation. N'étiquetez pas votre expérience ou votre sensation. Ne l'appelez pas colère ou rage. Ne cherchez pas à mettre un nom dessus. Soyez simplement curieux de connaître la sensation réelle telle que vous la ressentez directement. Et lorsque le son vient vous bousculer, dites-lui simplement « non merci ».

Restez avec l'expérience directe jusqu'à ce que l'émotion disparaisse. Faites très attention à ne pas essayer de vous débarrasser de l'émotion ou de changer la sensation. Gardez simplement votre attention sur l'expérience directe au fur et à mesure. En faisant cela, vous remarquerez que la sensation change spontanément. Vous n'avez pas besoin de faire le changement. De plus, essayer de changer la sensation est contre-productif. Cela serait interprété par votre système limbique comme un signal que la sensation est un problème, ce qui provoquerait une réaction de notre système nerveux.

Peu à peu, ces petits changements induits traceront leurs sillons. Votre mémoire des sons spécifiquement désagréables pourra alors se transformer et se reconsolider en sons moins désagréables voire en son tolérable dans votre mémoire à long terme, selon le processus de reconsolidation de la mémoire tel qu'il est décrit par Joseph E. Ledoux.

Le prérequis pour pouvoir utiliser cette méthode est d'avoir travaillé en amont sur son terrain, à savoir son espace intérieur. Ne tentez pas cette méthode dans une période où vous êtes déjà très tendu. Il faut d'abord appliquer les conseils hygiéno-diététiques expliqués dans les lignes précédentes. Il convient également d'avoir atténué son stress en ayant remodelé son environnement extérieur à l'aide des bruits blancs. Tout cela vous permettra de regagner en résilience. Une fois que votre taux de résilience est remonté, vous pourrez alors tenter cette approche dite de type méditative.

MISE EN PRATIQUE DE LA RELAXATION MUSCULAIRE PROGRESSIVE

L'origine de la méthode

La relaxation musculaire progressive a été développée initialement dans le début des années 1920 par un médecin américain, Edmund Jacobson, pour aider des patients atteints de stress et d'anxiété. Cette méthode est connue en Grande-Bretagne sous le nom de relaxation musculaire différentielle. Il s'agit avant tout d'une relaxation neuromusculaire.

L'activité musculaire est enregistrable et observable à l'aide d'un myographe. La myographie est une technique d'enregistrement des phénomènes mécaniques ou électriques de la contraction musculaire.

En 1928, Jacobson constate que les émotions, mais aussi les activités mentales les plus neutres, s'accompagnent de modifications des tracés myographiques, révélant la présence d'une impulsion électrique vers les muscles, souvent trop faible pour mettre en œuvre le mouvement, mais suffisante pour activer le schéma nerveux. Il expérimente que, au contraire, le profond relâchement musculaire est incompatible avec l'activation émotionnelle. A l'époque on ne parlait évidemment pas de misophonie, mais les observations de Jacobson ont été appliquées dans le domaine du sport de compétition. En effet, les protagonistes se sont rendu compte que la technique de la visualisation dans l'entraînement permettait d'effectuer un mouvement plus efficace. Il s'agissait de se représenter mentalement en amont le mouvement à réaliser pour le réaliser de la manière la plus propre et efficiente possible. Les applications de cette méthode sont multiples, puisque elles permettent également de traiter le stress. La sophrologie s'appuie d'ailleurs directement sur les conclusions de Jacobson.

La découverte des médiations dans le mécanisme d'enchaînement physiopathologique

Tom Dozier a remarqué que cette méthode est apropriée dans le traitement de la misophonie, puisque il a mis en lumière un mécanisme physiopathologique bien particulier dont personne n'avait encore parlé. Le schéma ci-dessous retrace chronologiquement les étapes du processus de fonctionnement de la misophonie.

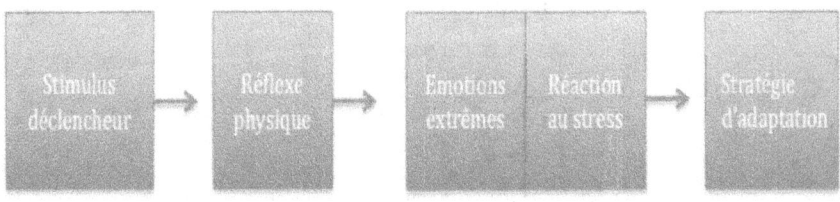

Le stimulus déclencheur entraîne un réflexe physique, qui va entraîner des émotions extrêmes. La conséquence de ces émotions extrêmes est notre réaction au stress, qui corporellement se traduit par de la transpiration, de la tension musculaire ainsi qu'une accélération de la fréquence cardiaque.

On peut attribuer au professeur Jastreboff l'antériorité de la recherche en matière de misophonie. La conceptualisation du terme misophonie apparaît en 2001 et est entériné en 2002 dans la littérature. A l'origine, Jastreboff propose par analogie le modèle de traitement neurophysiologique des acouphènes comme base de traitement pour l'hyperacousie et la misophonie. Mais Tom Dozier dans les années 2010 pousse les recherches un peu plus loin et fait évoluer le domaine.

L'apport de Tom Dozier, qui le distingue de la doctrine précédente du professeur Jastreboff, est qu'il met en évidence la présence d'un réflexe musculaire qui préside à la réaction émotionnelle. Cette découverte vient en rupture avec ce qui s'écrivait précédemment sur le sujet. C'est ici le principal point de désaccord doctrinal entre Jastreboff et Dozier.

Ainsi, le réflexe physique préexiste en amont du mécanisme émotionnel. Nous n'avons bien souvent pas conscience de ce réflexe. Il arrive dans les microsecondes suivant l'émission du stimulus déclencheur, sans que le sujet ne s'en rende compte. Mais quand on y porte attention, on arrive à ressentir quelle partie du corps est spécialement contractée lorsque le bruit nous a « déclenché ».

Cette découverte permet justement de travailler sur l'extinction du mécanisme de réflexe physique. Ce travail provoque tout d'abord l'affaiblissement du mécanisme émotionnel, puis sa disparition complète, au fur et à mesure de la pratique. Si le réflexe musculaire disparaît, l'émotion s'étiole, car le relâchement musculaire est incompatible avec l'activation émotionnelle sur le plan physiologique. Chez certains sujets, la relaxation musculaire progressive permet d'éradiquer totalement la misophonie. Chez d'autres, elle permet simplement de l'atténuer, de manière significative.

Le réflexe musculaire

Le tableau suivant, extrait du livre « understanding and overcoming misophonia » de Tom Dozier, résume les muscles les plus souvent atteints.

Réaction physique initale	Nombre de participants (n=26)	Pourcentage des participants
Epaules	13	50%
Bras/mains	11	42,3%
Cou	9	34,6%
Poitrine	5	19,2%
Dos	5	19,2%
Abdomen	4	15,4%
Mâchoire	3	11,5%
Cuisses	2	7,7%
Tension générale	2	7,7%
Sexuel (clitoridien, vaginal)	2	7,7%
Chaleur	2	7,7%
Orteils	2	7,7%
Estomac/nausée	2	7,7%
Souffle	2	7,7%
Torse	2	7,7%
Tête	2	7,7%
Visage	1	3,8%
Sensation d'engourdissement	1	3,8%
Divers	8	30,8%
Aucun	4	15,4%

Deux des participants de l'étude ont eu une réaction à sensation sexuelle. Il se trouve que ces deux participants étaient des femmes. C'est pourquoi on cite la partie clitoridienne et vaginale sur le tableau. Mais d'autres études ont montré que des hommes peuvent également avoir une réaction pénienne. La réaction sexuelle n'est donc pas limitée aux femmes.

Il existe des cas de figure, où la tension musculaire peut concerner nos organes internes (constriction d'estomac par exemple). Pour ces cas de figure, qui semblent être plus rares, la méthode que je décris ci-après ne sera pas efficace, car difficilement applicable.

Voici le schéma du processus de traitement, basé sur le schéma de la physiopathologie de la misophonie. Il s'agit ici d'intervenir en amont du mécanisme émotionnel, en agissant sur le mécanisme de réflexe musculaire.

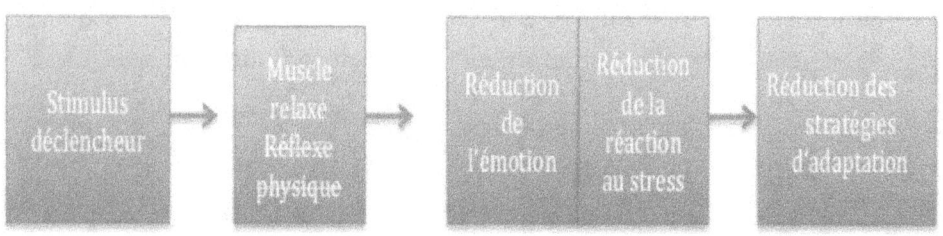

La relaxation musculaire progressive est une pratique. Comme toute pratique, l'aspirant doit être assidu dans ses exercices. Ce traitement ne devient efficace qu'après plusieurs séances, une fois que le sujet a pu réapprendre à son corps à détendre sur commande le muscle impacté ou le groupe musculaire impliqué, ce qui nécessite un apprentissage. Cet apprentissage a plus à voir avec un entrainement qu'avec un apprentissage théorique, mais la théorie ici décrite permet de comprendre ce que l'on fait et pourquoi on le fait. Ainsi, ce traitement n'est pas miraculeux. Il nécessite de respecter la procédure que je vais décrire dans les propos qui suivent.

Cette méthode de la relaxation musculaire progressive (progressive muscle relaxation) constitue le traitement le plus puissant de tous et le plus efficace. C'est pourquoi il convient de l'essayer en premier, avant de tester la thérapie de reprogrammation neuronale (neural repatterning technique dite NRT), l'hypnothérapie séquentielle de reprogrammation (sequent repatterning hypnotherapy dite SRT), ou encore la thérapie de rééducation des acouphènes (tinitus retraining therapy dite TRT).

L'avantage de la méthode est qu'elle est générale. Elle traite simultanément tous les déclencheurs de la misophonie, et non les déclencheurs un par un, comme c'est le cas dans la thérapie de la reprogrammation neuronale (NRT) par exemple.

Cela n'empêche en rien de jongler avec les différentes méthodes. En effet, les autres traitements peuvent présenter un intérêt. Ils sont d'ailleurs combinables avec la relaxation musculaire progressive, ce qui permet même d'optimiser ces traitements.

Suivez la procédure en 3 étapes

Étape 1 : tester son réflexe initial

Testez tout d'abord votre réflexe initial. La prochaine fois que vous vous confrontez à une situation qui vous « déclenche », soyez attentif à ce qu'il se passe dans votre corps, au niveau de vos muscles. Quelle contraction arrive en premier, de manière automatique, et sur quel muscle en particulier ? Il n'est certes pas facile d'y être attentif, surtout lorsque la stimulation est trop forte. Le cerveau a du mal à être attentif dans ces cas là. Vous pouvez pour cela utiliser la *trigger tamer app* sur téléphone mobile, ce qui vous permet de régler l'intensité du stimulus déclencheur, en choisissant une intensité plus basse, afin d'être capable de rester attentif à ce qu'il se passe dans votre corps sans être submergé. Mais peut-être y arriverez vous sans cette application. Je travaille sans personnellement.

Ainsi, intéressez-vous à votre anatomie. Profitez-en pour réviser les différents muscles du corps humain. Vous trouverez facilement sur le web des planches d'anatomie musculaire.

Le travail initial consiste donc à tester à quel déclencheur correspond tel réflexe musculaire. Est-ce toujours le même muscle qui est impacté ? Il est également possible qu'à chaque déclencheur correspondent un muscle ou un groupe musculaire différent. Exemple : le bruit de mastication déclenche une contraction des trapèzes, alors que le bruit de respiration déclenche une contraction du muscle infra- épineux. Ce dernier est plus dur à identifier que les trapèzes. La seule manière de le reconnaître est de l'étirer, pour pouvoir le ressentir. Il s'agit d'être bien attentif à son corps et à son ressenti corporel. Vous pouvez travailler pour cela avec des livres de musculation, qui apprennent pour certains à bien étirer vos muscles. Je vous recommande particulièrement à ce sujet le guide de Delavier des *mouvements de musculation*, qui fait autorité à ce sujet. Une simple recherche « google » vous permettra de trouver la méthode.

N'oubliez pas que cet exercice est une pratique et nécessite de la discipline et une certaine routine. Le diagnostic du réflexe physique de départ est primordial, pour travailler sur une base non biaisée. Faites donc véritablement la démarche. Identifiez clairement votre ou vos muscles réflexes. Posez ce livre. Testez-vous. Reportez les résultats sur un papier.

Une fois ceci accompli, félicitations ! Vous aurez mené la première étape à son terme !

Étape 2 : faites un travail régulier de relaxation

Travaillez la relaxation musculaire progressive, une fois par jour, pendant vingt minutes, idéalement à heure régulière, afin de créer une habitude. Cet exercice est un exercice neuromusculaire. Au fur et à mesure de la pratique, il va laisser des traces neuronales. C'est donc sur le long terme que vous en percevrez les fruits. Il faut à minima quatorze sessions journalières cumulées pour acquérir l'aptitude permettant de maîtriser la relaxation. On peut s'aider au début d'un enregistrement audio. En effet, la relaxation guidée est au départ plus aisée. Puis, avec le temps, vous pourrez travailler sans guide audio. Cet exercice préliminaire constitue un tronc commun général, qui permet déjà de s'initier à la relaxation.

Le soir utilisez au besoin un podcast de relaxation avant le coucher, afin de favoriser le calme propice à l'endormissement.

Attention, certains enregistrements audio peuvent avoir l'effet inverse de l'effet escompté pour les misophones, notamment à cause de certaines voyelles prononcées, comme le « s » ou le « p », qui sont des stimuli déclencheurs pour certains. Si vous êtes dans ce cas là, éviter les enregistrements guidés en passant directement à la relaxation libre, ou choisissez bien vos enregistrements, dont les consonances ne vous affecteront pas.

Étape 3: pratiquez l'exercice du contracté/relâché

Une fois que vous avez acquis l'aptitude à vous relaxer de l'étape numéro deux, faites l'exercice de contracter les muscles impactés dans votre réflexe conditionné (contracter votre muscle réflexe 7 secondes, puis relâcher 15 secondes). Recommencez l'opération une dizaine de fois. Par exemple, contractez puis relâchez les muscles du cou ou encore les trapèzes, si ils correspondent à vos muscles réflexes. Cet exercice de la contraction musculaire suivi du relâchement musculaire est à réaliser trois fois par jour.

Remarques

Parallèlement, ajoutez comme vu précédemment du bruit blanc dans votre chambre à coucher ainsi que dans votre cuisine. Utilisez les applications « white noise » souvent gratuite ou disponible pour un dollar. Vous pouvez les écouter au casque comme sur une enceinte connectée en Bluetooth.

Faites l'exercice de vous relaxer avant la situation à déclenchement (quand vous sentez l'anxiété monter juste avant le repas) et pendant la situation à « déclenchement » (pendant le repas). Comme vous serez bien entraîné à la relaxation, vous aurez plus de facilité à appeler cet état de relâchement, même en situation de désagrément. Le but recherché n'est pas de devenir complètement zen, ce qui me semble tout à fait impossible. L'objectif est simplement de faire advenir cet état de relaxation, qui viendra d'autant plus vite que vous aurez déjà ancré cette aptitude au relâchement par vos exercices précédents, et vous aurez donc une porte d'entrée plus facile pour vous relaxer en situation.

Uniquement lorsque la faculté de vous relâcher est « acquise », vous pourrez vous exercez à écouter délibérément votre partenaire ou vos proches manger des chips sur le canapé en regardant la télé. C'est l'étape ultime. Le graal à obtenir, davantage à considérer comme un horizon que comme une mission obligatoire. Mais ne grillez pas les étapes ! Avant d'aborder ce niveau de difficulté, il faut acquérir la faculté de détendre ses muscles via la relaxation musculaire progressive.

Et donnez-moi de vos nouvelles ! Faites-moi part de vos interrogations sur mon mail.

Si ce livre vous a plu, aidez-moi à le faire connaître ! En effet, je ne compte que sur le bouche-à-oreille. Postez un commentaire directement sur le site d'Amazon.fr. Transférez-moi la preuve de votre commentaire sur mon mail (christophe@misophone.fr) et recevez en retour un fichier audio de suivi sur votre boite mail ! Pour pouvoir vous identifier plus facilement, merci de signer vos commentaires (cela peut être un pseudo ou de simples initiales).

A très vite !

ANNEXES

LES ÉCHELLES D'ÉVALUATION

Remarque préliminaire :

En fonction de la personne qui est à l'origine du stimulus déclencheur et en fonction du moment de la journée (état de stress), l'intensité de la réponse misophonique peut varier. Vous pouvez donc fluctuer d'un niveau à l'autre.

Voici trois échelles d'évaluation de la misophonie :

-l'échelle d'activation de la misophonie

-l'échelle d'Amsterdam de la misophonie

-le questionnaire d'évaluation de la misophonie

Ces trois échelles vous permettront de coter la sévérité de votre misophonie. Vous pouvez choisir celle qui vous convient le mieux.

1. *L'échelle d'activation de la misophonie*

Cette échelle a été développée par l'association misophonia-UK.org. C'est la plus simple des trois échelles proposées.

Sélectionnez le niveau qui reflète au mieux votre expérience :

Niveau 0: la personne atteinte de misophonie entend un bruit déclencheur connu mais ne ressent aucune gêne.

Niveau 1: la personne atteinte de misophonie est consciente de la présence d'une personne déclencheuse connue mais ne ressent aucune anxiété d'anticipation, ou seulement une anxiété anticipatoire minimum.

Niveau 2: le son de déclenchement connu provoque un minimum d'inconfort psychique, d'irritation ou de gêne. Aucun symptôme de panique, de combat ou de fuite.

Niveau 3: la personne atteinte de misophonie ressent des niveaux croissants d'inconfort psychique, mais n'engage aucune réaction physique. Il se peut qu'elle soit hypervigilante aux stimuli audiovisuels.

Niveau 4: la personne atteinte de misophonie s'engage dans une réponse physique minimale, des comportements d'adaptation non conflictuels, comme demander à la personne qui déclenche de cesser de faire du bruit, couvrir discrètement une oreille ou s'éloigner calmement du bruit. Aucun symptôme de panique ou de fuite n'est présent.

Niveau 5: la personne atteinte de misophonie adopte des mécanismes d'adaptation plus conflictuels, tels que se couvrir ouvertement les oreilles, imiter la personne déclencheuse, s'engager dans d'autres écholalies ou afficher une irritation manifeste.

Niveau 6: la personne atteinte de misophonie éprouve un inconfort psychique important. Les symptômes de panique et une réaction de combat ou de fuite commencent à s'engager.

Niveau 7: la personne atteinte de misophonie éprouve un inconfort psychique important. Utilisation croissante (plus forte, plus fréquente) de mécanismes d'adaptation conflictuels. Il peut y avoir une excitation sexuelle non désirée. La victime peut ré-imaginer les signaux sonores et visuels déclencheurs encore et encore, parfois pendant des semaines, des mois ou même des années après l'événement.

Niveau 8: la personne atteinte de misophonie éprouve un inconfort psychique important. Quelques idées de violence.

Niveau 9: réaction de panique / rage en plein essor. Décision consciente de ne pas recourir à la violence contre la personne déclenchée. Fuite immédiate de la proximité de la source sonore ou recours à la violence physique sur un objet inanimé. La panique, la colère ou une irritation grave peuvent se manifester dans le comportement de la personne.

Niveau 10: utilisation réelle de la violence physique sur une personne ou un animal (un animal domestique par exemple). La violence peut être infligée à soi-même (automutilation).

2. L'échelle d'Amsterdam de la misophonie

Cette échelle d'évaluation est une adaptation de l'échelle d'évaluation de Yale Brown du trouble obsessionnel compulsif. Elle a été développée par des chercheurs néerlandais. La sévérité de l'atteinte est déterminée en additionnant le nombre de points des questions. Par « son » on entendra « déclencheur ». En effet, dans la plupart des cas, le déclencheur est sonore, mails il peut également être visuel dans les cas de misokinésie.

Question 1

Combien de votre temps est-il obnubilé par les déclencheurs ? A quelle fréquence avez-vous des pensées activées suite au déclencheur misophonique ?

0 : aucun.

1 : léger : pensées inférieures à 1 h par jour ou occasionnelles (pas

plus de 5 fois par jour).

2 : modéré : pensées de 1 à 3 heures par jour ou fréquentes (pas plus de 8 fois par jour, la plupart des heures ne sont pas affectées).

3 : sévère : pensées supérieures à 3 heures et jusqu'à 8 heures par jour ou très fréquentes.

4 : extrême : pensées supérieures à 8 heures par jour ou presque constantes.

Question2 :

Dans quelle mesure ces sons misophoniques interfèrent-ils avec votre fonctionnement social, professionnel et globlal ?

Y a-t-il quelque chose que vous ne faites pas à cause d'eux? Si vous ne travaillez pas actuellement, déterminez de combien votre performance serait affectée si vous étiez en milieu professionnel ?

0 : aucun.

1 : léger : légère interférence avec les activités sociales ou professionnelles et scolaires, mais la performance globale n'est pas altérée.

2 :modéré : Interférence manifeste avec les performances sociales ou professionnelles, mais toujours gérable.

3 : sévère : entraîne une altération substantielle des performances sociales ou professionnelles.

4 : extrême : incapacitant.

Question 3

Quelle détresse les sons misophoniques vous causent-ils? (Dans la plupart des cas, la détresse est assimilée à de l'irritation, de la colère ou du dégoût. Ne coter que l'émotion qui semble déclenchée par les sons misophoniques, pas l'irritation générale ou l'irritation associée à un autre problème.)

0 : aucun.

1 : léger : irritation occasionnelle ou détresse légère occasionnelle.

2 : modéré : irritation / colère / dégoût, mais toujours gérable.

3 : sévère : irritation / colère / dégoût sévère et très dérangeant.

4 : extrême : colère / dégoût extrême et dérangeant quasi constant.

Question 4

Combien d'efforts déployez-vous pour résister aux pensées issues des déclencheurs ? À quelle fréquence essayez-vous d'ignorer ou de détourner votre attention de ces sons? Ne coter seulement que le volume d'effort effectué pour résister, et non le taux de succès ou d'échec dans le contrôle de la pensée ou du son déclencheur.

0 : vous abandonnez complètement et de façon volontaire toutes vos pensées obsédantes.

1 : vous abandonnez vos pensées obsédantes sans chercher à les contrôler, mais faites cela avec une certaine réticence.

2 : vous faites des efforts pour résister.

3 : vous essayez de résister la plupart du temps.

4 : vous faites toujours des efforts pour résister, à moins que les symptômes soient tellement minimes que vous n'ayez pas besoin de résister activement.

Question 5 :

Quel contrôle avez-vous sur vos pensées découlant des stimuli déclencheurs ? Réussissez-vous à détourner votre attention, à chasser ces pensées ?

0 : contrôle complet.

1 : beaucoup de contrôle, généralement capable d'arrêter ou de détourner les pensées au sujet des sons misophoniques.

2 : contrôle modéré : parfois capable d'arrêter ou de détourner les pensées au sujet des sons misophoniques.

3 : peu de contrôle, réussissant rarement à arrêter ou à rejeter les pensées au sujet des sons misophoniques, vous ne pouvez détourner l'attention qu'avec difficulté.

4 : pas de contrôle. Vous ressentez les pensées comme complètement involontaires, vous êtes rarement capables de modifier vos pensées à propos des sons déclencheurs.

Question 6.

Evitez-vous de faire quelque chose, d'aller quelque part ou d'être avec quelqu'un à cause de votre misophonie ? A quelle fréquence utilisez-vous par exemple d'autres sons forts comme de la musique pour masquer les sons déclencheurs ?

0 : pas d'évitement délibéré.

1 : évitement léger et minimal, moins d'une heure par jour ou évitement occasionnel.

2 : modéré, un peu d'évitement. 1 à 3 h par jour ou évitement fréquent.

3 : sévère, beaucoup d'évitement. Plus de 3 à 8 heures par jour. Évitement très fréquent.

4 : évitement très étendu. Plus de 8 heures par jour. Vous faites presque tout ce que vous pouvez pour éviter de déclencher les symptômes.

Enfin :

Quelle serait la pire chose qui pourrait vous arriver si vous n'étiez pas en mesure d'éviter les sons déclencheurs?

Décrivez : ...

SCORE :

Le score total de ces questions détermine l'indice de gravité comme suit:

⇒ 0-4: subclinique (ce qui signifie que vous n'avez pas besoin de traitement)

⇒ 5-9: doux

⇒ 10-14: modéré

⇒ 15-19: sévère

⇒ 20-24: extrême

3. Le questionnaire d'évaluation de la misophonie

Marsha Johnson a développé un sondage qu'elle utilise avec ses patients. Il s'appelle le questionnaire d'évaluation de la misophonie. L'enquête se compose de 21 questions qui sont notées de 0 à 3 points en fonction de la fréquence à laquelle l'élément s'applique à vous. La gravité de votre misophonie est déterminée par la somme des points à ces questions.

Par « son » on entendra « déclencheur ». En effet, dans la plupart des cas, le déclencheur est sonore, mails il peut également être visuel, dans le cadre de la misokinésie.

Echelle de notation :

0 = pas du tout, 1 = peu de temps, 2 = la plupart du temps, 3 = presque tout le temps

1. Mes problèmes de son me rendent actuellement malheureux

2. Mes problèmes de son me créent actuellement des soucis.

3. Mes problèmes de son m'ont récemment mis en colère.

4. Je sens que personne ne comprend mes problèmes avec certains sons.

5. Mes problèmes de son ne semblent pas avoir de cause connue.

6. Mes problèmes de son me rendent actuellement impuissant.

7. Mes problèmes de son interfèrent actuellement avec ma vie sociale.

8. Je me sens isolé actuellement à cause de mes problèmes de son.

9. Mes problèmes de son ont récemment créé des problèmes pour moi en groupe.

10. Mes problèmes de son affectent négativement ma vie professionnelle / scolaire (actuellement ou récemment).

11. Je ressens actuellement de la frustration vis-à-vis de mes problèmes de son.

12. Mes problèmes sonores ont actuellement un impact négatif sur toute ma vie.

13. Je me suis récemment senti coupable à cause de mes problèmes de son.

14. On classe mes problèmes de son dans la case « folie ».

15. Je pense que personne ne peut m'aider avec mes problèmes de son.

16. Je désespère de mes problèmes sonores.

17. Je sens que mes problèmes de son ne feront qu'empirer avec le temps.

18. Mes problèmes de son ont actuellement un impact sur mes relations familiales.

19. Mes problèmes de son ont récemment affecté ma capacité à être avec d'autres personnes.

20. Mes problèmes de son n'ont pas été reconnus comme légitimes.

21. Je me fais du souci sur le fait que ma vie entière est affectée par des problèmes de son.

SCORE :

➔ 0-11 : subclinique (vous n'avez pas besoin de traitement)

- 12-24 : léger
- 25-37 : modéré
- 38-50 : sévère
- 51-63 : extrême

Des questions, remarques ou retour d'expériences ?

Contactez l'auteur : christophe@misophone.fr

www.ingramcontent.com/pod-product-compliance
Lightning Source LLC
Chambersburg PA
CBHW071416210526
45465CB00001B/411